家族のがんに直面したら読む本

逸見晴恵
基佐江里　著
がん研究会有明病院婦人科副部長
宇津木久仁子　監修

実務教育出版

はじめに

「私が冒されている本当の病名は……がんです」

夫、逸見政孝のがん告白記者会見を、記憶に留めてくださっている方も多いと思います。真面目が取り柄のアナウンサーから、エンターテナーへと変身していった逸見。たけしさんと組んで『たけし・逸見の平成教育委員会』、ほかに『夜も一生懸命』など5本の人気番組の司会者となった絶頂期の1993年、がんに襲われました。

逸見はがん手術のために番組を休むことを、自分の口から視聴者のみなさまに報告してお詫びしたいと言ってきかず、記者会見になったのでした。

記者会見からすぐに大手術。そして一度も帰宅することなく3カ月目のクリスマスの夜、帰らぬ人となりました。

亡くなるとすぐに、医学界から「スキルス性で絶望的であるなら、大手術はするべきではなかった」、「苦痛ばかりで、延命にもならない」と逸見の治療への疑問が吹き出てきました。

すべての治療はムダだったのか？　ただ苦痛ばかり与えるものであったのか？

治る、治す、と信じて手術に賭けたのに……。

残された家族に大きな衝撃が襲いました。

振り返れば、夫には何回も「ほかの医師にも診てもらいましょう」、「専門の病院で検査してもらいましょう」と私は言ってきました。しかし律儀な夫は、「（最初に診ていただいた）先生を裏切るようなことはできない」と、聞き入れませんでした。

こうと思ったら一直線の人ですから、夫の言うとおりに、その先生を信じて託すしかなかったのです。

しかし、妻の私がもっと知識を持っていたならば、夫を説得できたのかもしれない。夫の苦しみを軽くし、充実した日々を過ごさせてあげられたかもしれない。

私は苦しみました。

苦悩の日々、建てたばかりの家の負債が重くのしかかってきました。

そのころ、逸見を育てていただいたフジテレビからは闘病記の依頼があり、がんの勉強をしながら書き出したのですが、がんを知れば知るほど、逸見の闘病に後悔が募り、苦しい作業になりました。

そして逸見の死から６カ月、原稿のめどが立ったときに、私の体のなかにもがんが見つかったのです。

２人の子はまだ学業なかば。残った親の私が倒れるわけにはいかない。

私は初期の子宮頸がんを、円錐切除という体に負担の少ない手術で取り除きました。手術は、癌研究会附属病院婦人科で受けました。逸見の死がまだ生々しく、「妻まで……」と騒がれるのは耐えられず、世間には隠して仕事を続けていました。

そして本が出版され、講演も頼まれるようになり、やがてがん雑誌での対談も始まりました。対談では高名な医師や研究者に、がん患者家族として、がん体験者として、疑問をぶつけました。私はがんを学びつつ、仕事をしていくことができたのです。

2000年には伊丹仁朗先生が主催した「がん克服日米合同富士登山」に参加し、生きがい療法に接して目が開きました。

2003年には「ドクターハラスメント」という言葉をつくった故・土屋繁裕先生とともに「いっつ癒しの旅」を企画、ニュージーランドにがん体験者と旅をし、大自然のなかで癒されてきました。

それ以来、ドクターと一緒に行く海外旅行を、毎年実施してきました。

「患者は受け身でいてはいけない」というテーマで、『私ががんを恐れなくなった理由』(扶桑社)という本を世に出すこともできました。

やがて講演で出会う患者家族の方に、「家族ががんなのですが、どう支えたらいいのでしょうか?」と、よく訊かれるようになりました。

がんの情報はあふれていますが、患者家族がどう患者本人を支えたらいいのか、その情報の少なさを実感しました。

がんの疑いがあるとき、検査のとき、告知されるとき、治療法を選択するとき、さまざまな場面で、家族は患者を支えます。

ときにはがん患者本人より、辛い深刻な思いを抱えるのが、がん患者家族なのです。

ひとりひとりの病状や家族のあり方で、家族の支え方はちがうのですが、それでも越えていかなくてはならない難関は共通しています。いつか、がん患者家族のために、がん患者を支える知恵やノウハウを、わかりやすく整理してみたい、と思っていました。

その夢が実現して、がん雑誌編集長をしておられる基佐江里氏と共著で、ようやく書くことができました。

この本では私の経験をもとにして、これまで出会った多くのがん患者さんと家族の方々の思いを代弁していきたい、がん患者家族としての経験から得た知恵をお届けしたい、と思っています。


ご多忙のなか、監修を快くお引き受けいただいた現主治医の宇津木久仁子先生、ありがとうございました。

執筆にあたりましては、多くの先生方や専門家に取材などでご協力をいただきました。

また、本書を出版する機会を与えてくださった実務教育出版の島田哲司課長と編集スタッフの方々には、執筆にあたり多くの貴重なご助言を頂戴いたしました。この場を借りて厚くお礼申し上げます。

この本を書いている私を、天国の逸見はどう見てくれるでしょうか。
逸見の死を無駄にしないためにも、走り続けてきた私がいま、家族が支える知恵を書く。天国の夫は、微笑みながら、応援してくれるような気がします。

2008年8月
逸見晴恵

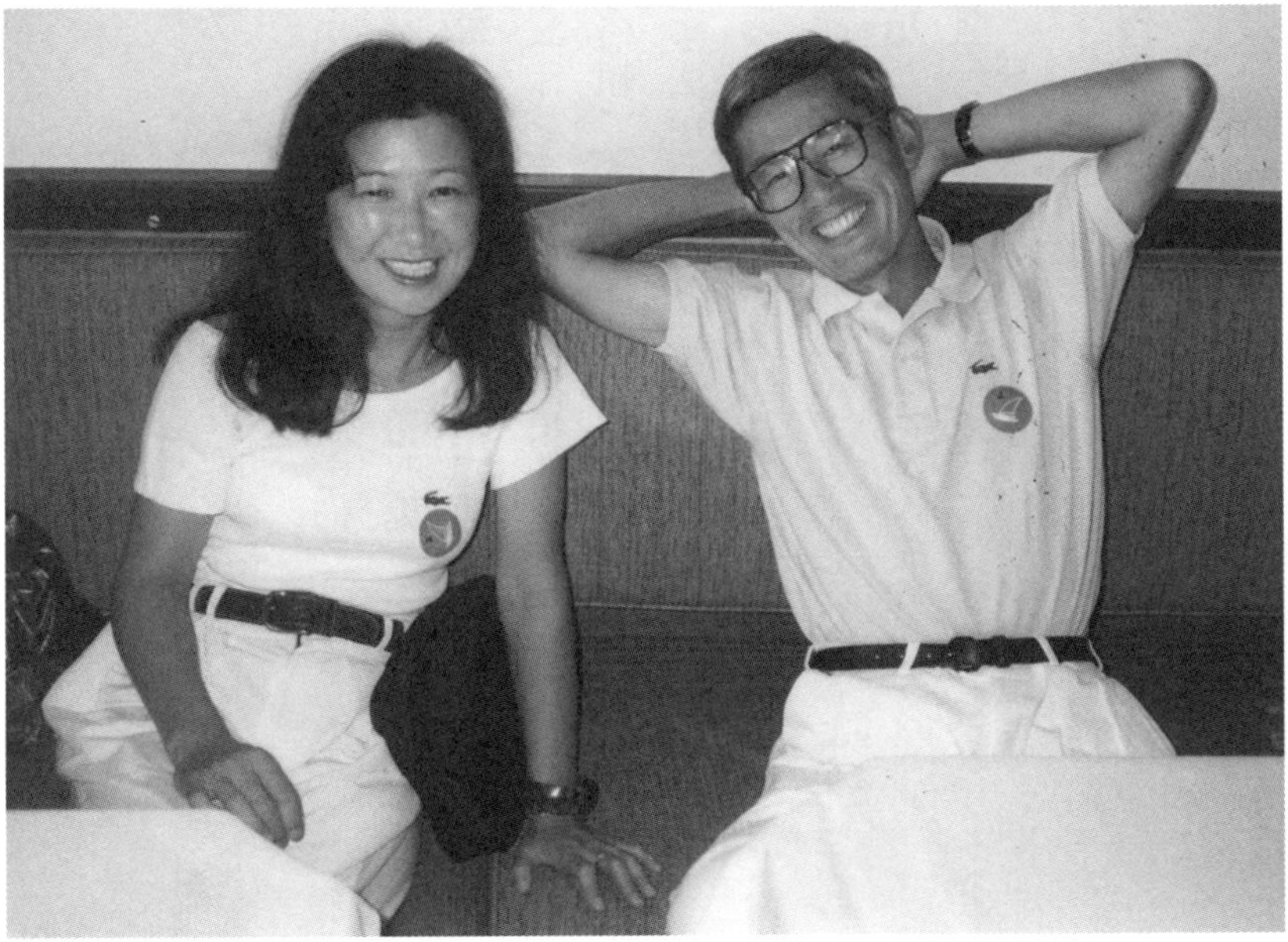
ハワイへの家族旅行にて

プロローグ　患者とともにがんに立ち向かう家族の心得10カ条

Part 1　「あれ？　おかしいな」と思ったら、検診を勧めよう

1　欠かせない家族の協力

Part 2 診断を受けるまでに家族がやっておきたいこと

Part 3 医師から「がん」を告げられたら

Part 5 知っておきたいがん治療の基礎知識

Part 6 入院から退院後までの生活と心のケア

Part 7 がんの治療費と保険について

本文イラスト／清水　稔
宍田　利孝

—プロローグ—

患者とともにがんに立ち向かう家族の心得10カ条

夫、逸見のがん告白と闘病は、それまでタブー視されてきたがん告知や、がん患者が治療を選択することなど、がん治療の問題点を明らかにしました。そしてがん治療の近代化への扉を開くキッカケにもなったと思います。

現在では「がん対策基本法」ができ、患者の権利も守られる方向に進んでいます。大部分の方が、信頼できる医師、病院、医療従事者に出会われ、無駄も無理もない闘病をされることと思います。

ですが、がんの闘病は心身ともにハードで、ときに不安にかられ、弱気の虫にも襲われます。闘病の山や谷を上手に越すために、患者の家族のみなさまにも、転ばぬ先の杖として知っておいてほしい心がけや知恵があります。

逸見の死以後ずっと考え続け、その後の「がん患者団体支援機構」（26ページ参照）の活動のなかで確かめ、まとめてきた家族の心得10カ条をお届けします。

心得1　がんの疑いが出たら、専門医の診断を仰ぐよう勧める

弟を胃がんで失っていた夫は、健康には人一倍気を使い、年に1回、胃や腸の内視鏡検査を受けていました。そこは友人から紹介された肛門科の医院でした。1日がかりで麻酔をす

る大変な検査ですが、アメリカで活躍する名医が帰国し、その目で確かめてくれるので見落としはないはず、これ以上のがん防御はない、と安心していたのです。

ところがその検査のあと、初期のがんが見つかりました。検査した名医はアメリカに帰り、その病院の院長が「初期の胃がんです。切れば治ります」と告げました。

逸見は、「先生におまかせします」と頭を下げました。

私は母から「体を切るときは、3人の医者に聞いて決めなさい」と教わってきましたから、夫に「がん専門の病院に行きましょう」と言いましたが、「そんな、先生に失礼なことはできないよ」と強く断られました。

そしてそのまま、肛門科の先生による手術を受けます。手術の麻酔もさめない夫のそばから呼び出されて医師から言われたのは、

「いやぁ、思ったより進んでいて、初期のがんじゃなかった」

という衝撃的なひと言でした。

「『初期のがんで、切れば治ります』ということだったのに……。いったいどうなっているの！」と　叫びたい思いをじっとこらえました。

手術を終えたばかりの夫はこんこんと眠り、夫の命はこの病院と医師に託されていたのです。

逸見のがんはのちに、「スキルス」と呼ばれるたちの悪いタイプとわかります。このタイ

プは出っぱらずに胃壁を厚くしながら、横に組織を固くしていくので、見つかりづらく、悪化しやすいのです。

われわれは「初期のがんで、切れば治ります」という医師の言葉だけを信じて頼り、がんはどんな種類か、進行度（ステージ）はどうか、ということも確かめもしないで手術をしました。

スキルス性で治る見込みが立たないならば、手術せずに、倒れるまで仕事を続けていたほうがよかったのかもしれません。つまり、最初からボタンが掛け違っていたのです。

こうした私の後悔から、まず何より言いたいことは、「がんの疑いが出たら、専門の病院で検査を受けましょう」ということです。がんの種類と程度（ステージなど）を知ることが第一歩です。

心得2　ベストな治療を選択するための情報収集を手伝う

「がんイコール死」ではなくなった今日ですが、中高年世代は〝不治の病〟というイメージを持ち続けている人も多く、がんを疑われたり、がんを告知されると大きな衝撃を受けます。

よく、「頭が真っ白になった」という言葉を聞きますが、私たちもそのとおりでした。「病院から帰る道のりが思い出せない」という方もいます。ショックで記憶が飛んでしまったのです。

しかし、本人と家族はいずれは、がんの程度を理解して、「どんな治療法を選んだらよいのか」、「病院はどこがいいのか」といったことを判断しなければなりません。

がんの疑いが出てから検査を経て、手術まで1、2カ月。あるいはもう少し時間がありますから、その間にさまざまな方法で情報を集め、よく考え、医師から手術などを勧められたとき（インフォームド・コンセントの場面）、手術を受けるかどうか、答えられるようにしておかなければなりません。

たとえば入院して細胞の一部を取る検査（生検）をしてそのまま手術という流れができれば、手術に疑問があったり、医師に不信感を抱いても、セカンドオピニオンをとりに別の病院へ行くというのは、しづらいものです。

私の友達は手術を待つベッドの上でパソコンを操作し、放射線でも同じような治癒率だからと、放射線治療を選び、転院しました。

このようなとき、本人が検査中でできなければ、家族が急いで必要な情報を集めなくてはなりません。情報収集は家族ができる貢献の大きな部分です。

具体的には、次ページに示す6つの視点で、インターネットや本、病院の見学や講演などで情報収集が必要です。また次々に課題や問題点が出てくるので、その都度、情報を集めなければなりません。

実際の情報収集は、「ステージ」、「腫瘍マーカー」、あるいは「腹腔鏡手術」など、用語から調べなければならないので、インターネットの利用が便利です。

本人、あるいは夫婦でインターネットを使いこなせるなら問題はありませんが、苦手なら、インターネットでの情報収集が得意な友人や子どもたち、あるいは甥や姪などに頼みましょう。

★情報収集のポイント

①検査の種類、やり方、意味。

②がんの種類と進行度（ステージ）の理解。どういう経過をたどるのか。

③そのがんの標準治療とは何か。ステージ）ほかに本人に合ったどんな治療法があるのか。治療の特徴や難易度。

④治療別に、どれぐらいの期間と費用がかかるのか。

⑤病院と医師を探すか否か。

⑥本人が抱えるであろう問題点（仕事を続けたいなど）の解決。

心得3 治療法は患者本人と一緒に考え抜いて選択する

15年前は、患者が医学を理解できるわけがないのだから、医師の言うことに逆らわない、という風潮でした。逸見は最初の手術を友人の紹介ということもあり、「先生におまかせします」と言い、ほかの医師に診てもらうことを拒否しました。

おなかに再発したがんが、さわってわかるようになってやっと、私たちの説得を聞き入れ、名医と称される先生のところへ行きました。そこで再手術を提案されますが、そのときも「まかせます」と大手術を、潔く受け入れてしまいました。

社会生活なら、律儀さも潔さも美徳ですが、がんと闘うときは、これではいけません。医師への気遣いよりも自分を大切にして、気になることはどこまでも知りたがる、うるさいぐらいの患者になりましょう。

がん医療はどんどん進化しています。手術、抗がん剤、放射線、あるいはその組み合わせ、先進的医療、場合によっては代替療法もあり、治療法を選ぶのにも知識と理解力がいります。

現代は、自分に合った治療法のなかから、体に楽な予後のよい治療法を、選択する時代、あるいは組み合わせる時代なのです。

いちばん治る、いちばん楽な、いちばん気力が出る治療。それができれば、体力を温存できるので治り方もよく、再発も防げるはずです。

また、納得する治療を受けているなら、気力が高まります。気力は免疫力に直結しますから、とても大切なことです。がん治療で家族ができる支援の最大なものは、この気力を高めること、と言いきっていいと思います。

さて、逸見は手術でがんを取り除いたと思っているので、意気揚々と仕事を再開しました。「初期ではなかった」と医師から告げられた私は、治ったと信じきっている夫に真実を告げられず苦しみました。

今なら本人に告げるのが当たり前です。それも一方的な告知ではなく、がんの種類や治療法を説明して、治療への同意を得る、説明と同意という意味のインフォームド・コンセントです。

このインフォームド・コンセントがされるようになったのは、治療法が多岐にわたり、患者に選んでもらう必要があること、副作用のある抗がん剤治療が、説明と患者の同意なしには、できないからです。

がん宣告で落ち込んでいると、考えるのもいやになり、医師の言うままになりがち。

しかし、インフォームド・コンセントのときには受け身でいるだけではダメです。疑問点をどんどん聞き、納得できる治療法を選択しましょう。納得できないときはその場で結論を出さず、帰ってきましょう。

家族は前向きな気分で、患者本人の気力を引き出し、受け身なだけの患者にしないようにしましょう。

心得4 セカンドオピニオンをとって、治療法を判断する

セカンドオピニオンとは、最初にかかった医師から治療法が示されたとき、別の医師に診てもらって意見を聞くこと、またその意見のことを言います。

かつては「別の医師に診てもらい意見を聞きたい」と告げると、「ワタシを信用できないならもう診ません」と怒る医師がいて、なかなか言い出せなかったのですが、いまではごく普通に行われるようになり、頼めばレントゲン写真や検査結果を出してくれます。

がん患者団体支援機構（理事長・俵萠子さん、私は監事を務めさせていただいています・次ページ参照）でも、セカンドオピニオンがスムーズにいくように、病院や医師に働きかけています。

逸見の悲劇は、このセカンドオピニオンを拒んだときに始まったと言ってもいいと思います。もしセカンドオピニオンをとりに行き、その医師がはっきりと、「スキルス性のがんで、腹膜に転移しています。5年生存率は0」と、本当のことを教えてくれたらどうだったでし

ょう。むごい真実だとしても、逸見は正面から受け止めたと思います。

そのあとの生き方はどうだったのか。たぶん無駄な手術は止めたでしょう。

手術で体力と時間を使ったりせず、できるかぎり仕事を続けていったでしょう。力尽きて倒れたら、報道人としての逸見に戻り、自分のありのままの事実をみなさまに告げ、がん治療の問題点を身をもって告発し、逝ったと思えるのです。

逸見の例もあるのですから、インフォームド・コンセントが納得できないとき、わからないとき、不安なときは、セカンドオピニオンをとることをお勧めします（かかっている

■NPO法人　がん患者団体支援機構
http://www.canps.net/

【がん患者・家族への支援相談事業】
●電話相談受付…火・木曜日11時～17時
TEL03-5287-2933
FAX03-5287-2932
●面談相談受付…火・木曜日11時～17時
東京オフィスにて
東京都新宿区早稲田鶴巻町513　早稲田大学研究・開発センター　120-4号館402号
（株）早稲田総医研内
（地下鉄東西線早稲田駅3A出口から徒歩2分）
●緊急電話相談受付…
携帯電話番号　090-6187-5863
（平日11時～17時）
携帯メールアドレス　canps@ezweb.ne.jp

医師がセカンドオピニオンを嫌がるなら、それもマイナスの判断基準になります）。

外科にかかって手術を勧められたのなら、ほかの外科医、放射線科医、また、可能なら腫瘍内科医（抗がん剤治療）に診てもらい、意見を聞いてみましょう。

たしかに時間と手間はかかるのですが、このあいだに本人と家族は、がんに対する知識を確実に頭に入れることができます。

治療法を調べたりするうちに「ステージ」とか、「ＥＢＭ」（根拠に基づいた医療）といった用語の意味がわかるようになり、だんだんと自分たちを苦しめているがんの姿、その真実を理解できるようになっていきます。

がん治療の選択は、一生に一度か二度の重要な決定で、人生にもかかわってきます。

本人が治療法やその説明に納得できないのなら、家族はその気持ちを尊重して、セカンドオピニオンをとることに協力し、支えましょう。

心得5 本人が心から信頼でき、相性もよい医師を選ぶ

セカンドオピニオンをとることは、最初に出された治療法のほかに、治療法の選択の幅を広げるということにもつながりますが、もうひとつ、別の医師に出会うという面も持ってい

ます。

医師と患者には相性とでもいうものがあり、相性の合う信頼できる医師となら、患者は難しい局面に立ち向かう気力が出るものです。

よい医師と巡り合うことはとても大切です。がんサバイバー（がんからの生還者、5年たっても再発なしでがんを克服したとみなされる）となった、私の切実な実感です。

夫の死後6カ月で見つかった私の子宮頸がんはごく初期でした。組織を取って検査したあとに、円錐切除やレーザー治療になるか、子宮全摘となるか決まります。

私は3人の医師を訪ね歩き、説明を聞き、そのなかで信頼できる先生に出会うことができました。

その先生は、私をひとりの女性患者として扱ってくれ、診断と治療法を、的確にわかりやすく伝えてくれました。「頼もしい方だ」と、私はその先生にすぐに信頼感を持つことができました。

そして先生の提案どおり、円錐切除という、検査であり、治療にもなる軽い手術、その後のレーザー治療で完治することができました。

相性のよい医師とは話しやすい医師のこと。たとえば、手術後の痛みを「先生に言いづらいから我慢した」というふうだと、体にも心にも負担がかかります。

退院してから検査に行くのに、「あの先生に会うのは憂鬱だ」と思ったら、足が遠のいてしまいます。

もし、最初に担当した医師に不信や不満を感じたら、機会をつくり、何回も話し合ってみてください。それでも不信感が拭えなかったら、思いきってほかの医師を訪ねてみましょう。

がんは、見つかるまでに何年もかかっていますから、1カ月ぐらいで急変することはありません。落ち着いて、よい医師との巡り合わせを待つことも必要です。

また、家族が感じる「よい先生」と、患者本人が感じる「相性のいい先生」が違うことがあります。そんなときは、本人の気持ちに添うようにします。

心得6 さまざまな治療法があることを知ったうえで選択する

かつてのがん治療は手術が中心でした。しかし、逸見の手術のよし悪しが論議されたころから、行き過ぎた手術が問題となり、患者のクオリティ・オブ・ライフ（QOL）が言われるようになりました。

クオリティ・オブ・ライフとは、簡単に言えば「生活の質」のことです。

たとえば逸見のような難治がんなら、何もしないのも選択のうちという考え方です。がんをやっつけるより、その人の生き方を大切にすることを考えた治療法を選ぶ。それがクオリティ・オブ・ライフを大切にした選択です。

さて治療法ですが、手術のほかにも、たくさんの方法があります。最初にかかるのはだいたいが外科で、外科の医師は手術を勧めがちです。放射線の医師にかかったならば、放射線治療を勧められるでしょう。それぞれ学んだ医学をいちばんだと思い、プライドを持っているので、善意から強く勧めるのです。日本では、がんのチーム医療が一部でしか確立していないのでいたし方ない面があります。

しかし、患者本人としては、がん治療の選択は人生の大問題です。

たとえば、同じ手術にしても大きく切開しない腹腔鏡下手術もあります。大きく切られるのはイヤだけれど、腹腔鏡下手術は技術が難しいので、失敗されたらもっとイヤだと迷ったりします。

家族は患者本人への押し付けにならないように気づかいながら、情報収集を手伝いましょう。

まずはがんのできた臓器、ステージで標準治療（いちばんいいとされている治療）を知り、次ページに示した3つの視点も考えながら、治療法を検討します。

とはいえ、やはり医師の見立てにはかなうわけがないのも事実。

信頼できる医師ならば、必ずしもセカンドオピニオンはとらず、「放射線はどうですか」などと相談しているうちに、だんだん、治療法が絞り込まれてきます。このように医師と患者双方が納得のもとで治療法を選ぶのが最善です。

★治療法を選択する3つの視点

①本人の年齢、体力。
②本人の生活の質を落とさないようにできるか。クオリティ・オブ・ライフ、仕事や趣味を考える。
③治療後の生活のあり方や死生観も考慮する。

心得7　抗がん剤を使った治療にはデメリットもあることを知っておく

「はじめに」でお話した「いっつ癒しの旅」の2回目はフランスにある聖地ルルドでした。少女が洞窟でマリア様を見てマリア様の指示に従って地面を掘ると泉がわき出し、その泉に浸かると奇跡の治癒が起きて、それ以後、年間500万人が訪れるキリスト教の一大聖地となったのです。

その旅には、かなり重度の、再発のがん患者さんが5人参加していました。

なかには痛みが出ている方もいました。泉の前で祈り、泉の水で沐浴をすると、ルルドの奇跡か、旅の間に痛みはひき、元気になって最後にパリ観光を楽しんで帰ってきました。

帰国してから、元気な仲間のなかに再発した方がいました。その友は新薬を次々に個人輸入して治療に取り入れました。一方、痛みが出ていた友は、帰国後に洗礼を受け一切の治療を拒みました。

そして重度の5人は、それぞれ余命宣告を驚異的に伸ばし、そののち、次々に旅立たれました。考えられるかぎり最高の治療をした友は先に亡くなり、治療を拒否した友はそれより1カ月長く1年半も生きられたのです。

こういう不思議によく出会います。

逸見の場合は、亡くなる1カ月前に抗がん剤治療をすると言われました。がん特有の、いわれないだるさに口をきくこともできない夫、それなのに一度も辛い、苦しい、とは言わないのです。

いまさら抗がん剤なんて、と思い止めたいと医師に言いましたが「必要です」と聞いてくれません。とうとう、リザーバー（いつでも薬液を注入できる器具）を埋め込む小手術をすることになりました。看病する家族の胸はつぶれるようでした。手術は2時間半もかかりました。

そして、そのあとすぐに、腸閉塞が起こったのです。

このように、まったく無駄な治療が行われることもあるのを、知っていてください。

抗がん剤は副作用が強いので、使うことが理にかなっているか、注意深く確かめて投与しなければなりません。また、体質によって効き方も副作用の出方も変わってきます。

いままでは抗がん剤の種類も組み合わせも、その人の体質に合わせて細かく決めるオーダーメード治療が普及しています。これは経験の深い腫瘍内科医が薬を組み合わせていく治療です。しかし、日本ではまだまだ、腫瘍内科医のいる病院はわずかなのが現実です。

抗がん剤治療では医師との連携を密にして、副作用に対応していきながら、効果とダメージを確かめながら進めます。

妻ががんになった友人の夫は、手術までは普通に勤務していましたが、抗がん剤治療に入ってからは休暇を取って妻の看病にあたりました。このように、抗がん剤の使用では、看護する家族の役割が大きくなりますから、患者家族は、抗がん剤治療と看護について、積極的に勉強しておきましょう。

心得8 患者本人と情報を共有して、なんでも話し合えるようにする

入院して闘病したことがある方なら、家族の支えがいちばんだと身にしみてわかると思い

ます。入院治療している患者にとって、体調の悪さ、心の苦しさを正直に訴えられるのは家族だけです。また、患者は家族の顔を見て、「早く病気を治して家に帰ろう」と闘病の意欲がわきます。

ところがわが家の場合、逸見の最後の1、2カ月は、沈黙のうちに過ぎました。

子どもたちは何度も「パパはどうして痛いとか、辛いとか言ってくれないのか」と嘆きました。私は子どもたちにうなずきながら、逸見の気持ちもわかっていました。

番組を休み、多大なご迷惑をかけて手術に臨んだのですから、愚痴や弱音を吐いたら申し訳ないと思っているのです。しかし、現実にはもう精一杯でした。

それは、私とふたりだけのときに瞬間に見せる、「辛い、なんとかしてくれ」というまなざしでわかりました。そのまなざしのあと、固く口を結ぶのですが……。

逸見のような闘病は、どなたにもしてほしくありません。

いつも家族と闘病のことをフランクに話し合い、コミュニケーションできる患者であってほしいのです。「患者家族は第二の患者」と言われるぐらい、患者とともに苦しむのです。

ですから、嘘やごまかし、孤立で、心を狭くしてはいけません。

告知がなされない過去の時代には、患者は「家族は本当の病気を隠しているのではないか」と疑心暗鬼にさいなまれ、家族は嘘と演技で看病をしなければなりませんでした。

その結果、書いたであろう遺言は書かれず、会いたい人にも会えずに亡くなるということも起きていました。

ですから、「がんは体以上に心が辛い病だ」と言われたのです。

しかし、これからは違います。がんは治る病として、情報開示の時代がやってきています。

告知やインフォームド・コンセント、治療を選ぶ等々、すべての場面で、医師と医療サービス側、患者、そして家族が同じ情報を手にしているのが理想です。

「この病院で、この先生で、この治療法でいいのだろうか?」という疑念がなければ、心は楽です。

家族は、最初から患者本人と情報を共有して、患者の周辺を正直で明るい環境にしていきましょう。

心得9 「がん治療は情報戦」という意識で〝敵〟を知る

40歳代後半の逸見は、全局制覇(すべての局で番組を持つ)の夢もかない、5本から7本のレギュラーを抱える売れっ子で、仕事に燃え、気力が充実していました。

妻である私も、あれこれ忙しく毎日があっというまに過ぎていき、健康のこと、ましてやがんのことを家族で話すこともありませんでした。

逸見が弟のがん死に傷ついていたのを知っていたので、ことさら、がんを話題にすることを避けてもいました。ですから、突然がんという現実にさらされ、頭が真っ白になってしまったのです。

いまは3人に1人、いや2人に1人ががんになると言われて、新聞にがん関連の記事が出ない日はない、というふうになりました。しかし、それを見ても読みたくない、それが人情です。

イヤなものは見たくないし、考えたくない、それは自然なことなのですが、がんについてはそれではいけません。2人に1人なら、計算上では家族にもがんが及んでくるのを止めることはできない、と考えなければなりません。

「がん治療は情報戦であり、冷静になれる患者と家族が勝つ」とある医師が言いましたが、本当だと思います。

たとえばこんな例があります。

その男性は初期の前立腺がんと知ると「がんイコール死」と思い込みうつ病になり、やっとうつから抜け出すと、そのつぎには不安にかられてドクターショッピング（セカンドオピニオン、サードオピニオンと、たくさんの病院、医師を訪ねすぎて、かえって迷ってしまう）をして、治療開始を1年も遅らせてしまいました。

これは単に、知識不足です。

前立腺がんは男性がかかりやすいがんで、早期発見ができれば怖くない、ということを知っていれば、このようにあわてることはなかったと思います。

がんの常識を知っている、これが情報戦の基礎です。

たとえば、がんの強さです。

0期は赤ちゃんがん、Ⅰ期は小学生、Ⅱ期は高校生　Ⅲ期は強靭な大人、Ⅳ期はプロレスラー（故・土屋繁裕先生のネーミング）。

こんながんの話なら、しやすいですね。

これだけ知っていれば、先の男性は落ち着いていられたはずです。初期なら赤ちゃんがん、大人が勝てないわけはないのです。

がんは嫌悪するべきもの、と家族の話題から排除しないでほしいのです。

がんは家族の幸せのいちばんの敵、その敵を知ることから勝利の道が始まります。

心得10　「どう最期を迎えたいのか」を話し合っておく

逸見が亡くなって、なにが困ったかといえば、本人がなにも言い残さなかったことです。遺言もありませんでした。留学していた長男、長女にはそれぞれ、手紙やファックスで、異国での勉学を励まし、人としての生き方を語っていた父でしたが、妻には家のローンをどうするかほか、なんにもナシだったのです。

逸見の死後、疲労困憊した家族に借金という重荷がのしかかりました。そのうえで「無駄な手術」と騒がれて苦しみ、私にもがんが見つかりました。よく乗り切ってきたと思います。

逸見の死から15年以上たって、やっとわかってきました。

逸見が自分の死期を知り、遺言を口述でもいいから示していたら、逸見もどんなに気持ちよく旅立っていけたか、ということです。

振り返ってみれば、私たち家族は「死生観」についても、とことん話し合っていませんでした。

私は父母の看取りと死を経験していて、人生明日はわからない。ならば、今日を楽しみ輝かせる生き方をするしかないと思い、「ケセラセラ」が口癖でした。

「人一倍努力して、視聴者を楽しませたい」という夫と、どうにもできないものがあると思う私とは、死生観でほんの少し食い違っていたかもしれません。

がんの告知をするかしないか、無駄な延命治療をするかしないか、なども話していませんでした。

「5年生存率は0に近い」という宣告が妻だけに下されたまさにそのときに、夫は治ったと思い、意気揚々と仕事に復帰している、という悲劇が起きて、結局私は、本当のことを告げることはできませんでした。

余命が限られたときは告知しよう、と取り決めてあったらできたでしょうか。いまだにわかりません。

がん闘病中に、患者と家族が真実を言えるようにするにはどうすればいいのか、考え続けてきました。たどり着いた結論は、「どう生きどう死んでいくか」を具体的に話すしかないのではないか、ということでした。

「死期を知り、受け入れて、感謝の言葉を残して逝きたい」

「なにも知らないうちに逝きたい」

などの本音を知っていれば、家族も本人の意思に添えるでしょう。

本人も家族も納得して心豊かに逝く。それには早いうちから、死生観について話し合っておくしかありません。

さて、遺言なき妻は、夫の理想を実現した「人が集う家」を、人手に渡したくないという一念で仕事をし、借金を返済してきました。

ですがいまは、すべてに感謝です。さまざまな苦労があってこそ、がん撲滅に取り組んでいく、いまの私があると思うのです。

Part 1

「あれ？　おかしいな」と思ったら、検診を勧めよう

Part 1

1

欠かせない家族の協力

総力戦でがんと闘うために、家族の共同戦線を

がんは家族の総力戦で闘う病気

がんは、総力戦で立ち向かう病気だと思います。西洋医学を基本に東洋医学も取り入れ、生活習慣をただし、心を開放的にというように、生活全般で取り組まなくてはなりません。

そして、がんは治ったことが長い間わからない、不確実な病です。手術をして取れたとしても、見えないところで転移をしているかもしれない、そこがなんとも不確実なのです。

5年たって転移がないならいちおう治ったとなるのですが（乳がんでは10年）、その間の5年は再発の心配が頭を離れません。ですから、再発を防止するために食事を改善したり、運動したり、生活習慣病予防の暮らしへと、日常の生活から変えていったほうがよいのです。

患者に家族がいるなら、当然家族も巻き込まれます。ですから最初から共同戦線を張ったほうが合理的です。

ある日突然、がん患者の家族に

人は、病気や死は自分にも起こると理屈では知っていますが、ふだんは考えず、つまり心では認めず、生活しています。

ところが体は元気なのに、突然

がん細胞があると言われる。言われた本人は、思ってもみなかった事態に恐怖と不安を覚えます。家族も同じです。何も知らない、準備もしていないのに、その日から、がん患者とその家族になってしまうのです。

ですから協力し合い、まず自分たちの敵と、現在の医療状況を知ることから始めなければなりません。

家族の協力が必要なことを知っていただきたいので、2つの事例を紹介します。

早期発見のために家族ができること

Aさんは48歳で19歳の娘と暮らしています。ある日、胸のしこりに気づきます。が、娘を生んだとき、授乳で乳腺炎になり腫れたり、固くなったりしたことを思い出して、放っておきました。

実は、Aさんは異常なほどの医者嫌い。10年前におばが心身を消耗してがんで亡くなっていくのを目の前で見ていたことから医療不信になっていたのです。

ところが家で娘の肩と胸がぶつかったとき「しこりが痛い」とつぶやいたので、娘にバレてしまいました。娘はすぐに病院へ行くよう言いますが、母はなかなか聞き入れません。何日も押し問答が続いて、娘が「これを読んで」と出したのは、患者の手記集でした。

Aさんは言います。

「娘はそのひとつを指して『このお母さんは子どものためにと手術を決意するでしょ。うちは母ひとり子ひとりで、これから私、就職も結婚もしなければならないのに。どうして検査に行ってくれないの』と言われ、ハッと目が覚めたんです。私、どうかしていたんだわ」

気を取り直し、検査に行くと初期のがんで、乳房温存手術（158ページ参照）で回復しました。

Aさんのようにがんの疑いが湧くと**「否認」**（現実を認めず、頑固に「違う」と思い込む）の心理になる方は結構多いのです。過去に悲惨ながん治療を見て傷ついていればなおさらです。

このように、家族が説得して検査に行かせるということもよくあります。

患者が冷静さを欠くと、家族のだれかが冷静になって支えるということが自然に起こる、これが家族の素晴らしいところです。

気弱になる妻を支える夫のひと言

仙台に住む友人のBさんは、陶器店を経営していましたが、出血で近くの産婦人科を受診。院長に「細胞診（患部の細胞を取って検査する）での結果に疑問があるから、大きな病院で検査を」と言われました。近くの病院に行くと、はたしてがんで子宮、卵巣、リンパ節をすべて取ると言われました。

全部取る、ということに強い抵抗を感じた友人。手術が恐ろしく、ショックでうつ状態になりました。

見かねた夫は、**セカンドオピニオン**を勧めます。すべてのデータをもらって別の医師に相談に行きましたが、同じ答えでした。

諦めかけ承諾しそうになるBさんを、一緒に行った夫が「まだ決めるな」とさえぎり、家に連れ帰ると、猛然とインターネットで調べ出しました。

Bさんは気を取り直し、子宮がんの患者会を探して電話をすると、「放射線治療という手もありますよ」と教えてくれました。

夫が放射線治療について調べると、手術と同等の効果が期待できるという、論文がありました。

Bさんは夫とともに論文を書いた放射線医を東京に訪ねます。医師に詳しく聞いて納得し、東京で治療を受けようと決心。しかし医師は、仙台の医師を紹介してくれたので地元で治療を受けることができました。

「信じられる？　店を続けながら外来で治療できたのよ」

と友人は言います。手術だったら、子宮から卵巣、リンパ節まですべて摘出し、手術後も抗がん剤治療を受ける計画だったので、何カ月も休まなくてはならず、後遺症も出たかもしれません。

それから3年、元気でいられるので、自分の意思を通して粘ったかいがあったと、Bさんは言います。

放射線万能というつもりはありませんが、放射線治療は格段の進

（ がん患者の家族がしてはいけないこと ）

●自分のせいだと嘆き悲しむ

「お父さんのタバコをやめさせられなかった私がいけなかった」、「いつも帰りが遅くて、妻にストレスを溜めさせたんだ」といった思いで嘆き悲しむ。これでは患者本人を卑屈にさせるだけ。

●「がんばろう」、「できるわ」と励ますばかりで落ち込みを認めない

落ち込んで当たり前、感情を出したほうが心身にはプラス。落ち込みを否定せずに見守ろう。

●大切にし過ぎる。または、怖がって放っておく

できるだけ普通に接し、ふだんの生活を続ける。話し合いながら徐々にがんに打ち勝つ生活に変えていこう。

●家族に無理な犠牲を強いる

看護のために子どものクラブ活動をやめさせるなど、無理をすると、不満が溜まってきて家庭の平和が乱れる。よく話し合う家族になろう。

●家庭内で治療の話、病院の話を避ける

がんは情報の総力戦でもある。率直に語り合い、みんなでがんの治療を理解していこう。

家族は“第二の患者”と言われ傷つき悩むが、「がん克服」という共通の目標のために肚を据えよう。

歩を遂げています。しかし放射線医や放射線技師が少ないこともあって、その効果についてはあまり知られていません。

患者としては放射線医が増えるまで待っていられないので、友人のように、遠隔地の医師を訪ねて意見を聞くことも、ときには必要かもしれません。

不安な気持ちを抱えて慣れない都会で、病院を訪ね歩き泊まる、こんなとき家族が一緒に行動してくれれば、助かります。

まだがんと決まったわけではない最初の検査のときも、予測がつかないことが起きたり、本人がショックを受けることがあるので、できるだけ家族がついていったほうがよいと思うのです。

Part 1
2

がんは早く発見をして取りきれば治癒する

早期発見に勝る治療なし

「早期発見」の「早期」とはいつごろか

「がんは早期発見が大事だ」ということをよく聞きます。早期発見は字義通りに解釈すると、早い段階で発見するということです。

では、「早い段階」というのはいつごろを指すのでしょう。

これは一概にはいえず、がんの種類によって違いますが、一般にはがんが発生した箇所（原発の箇所）にとどまっており、なおかつ侵食の程度が軽く、転移する心配がない状態だといえます。

転移の大部分はリンパの流れ、血流を介して起こりますので、リンパ節や血管にがんが入り込んでいない段階（これを一般に「**早期がん**」と言います）で見つけることが、「早期発見である」と言い換えることができるかと思います。

早期がんとは

早期がんを説明するうえでわかりやすいのは胃がんや大腸がんなどの消化器のがんです。

消化器は口から肛門まで1本の管のようになっていると喩えることができますが、胃や大腸の管の内腔表面は粘膜からなっています。胃酸など強力な消化液から身を守る役目もあります。がんはほとんどがこの粘膜層から発生し、徐々に胃壁、腸壁に潜り込むように食い込んでいきます。深く食い込んでいく前、つまり粘膜にとどまっている段階で切除すると、100％近い確率で治癒するといってよいでしょう。

この段階なら開腹することなく、内視鏡で切除することが可能です。がんを早期発見することは、治癒率のうえでも重要なのですが、身体になるべく負担をかけない治療法を選択するうえでも重要なのです。

治療後5年間再発が起こらなければ「治癒」

通常、早期がんであれば手術で取り除く治療法が選択されます。そこを取り除けば、がんはすべてなくなってしまうわけですから、再発は起こり得ません。がんの場合、再発が起こらないことを「**治癒**」と称します。がんが完全に治ってしまうことです。

治療が成功して治癒に至るかどうかは、がんの種類によって違うのですが、一般には治療後、5年間、再発が起こらなければ治癒したとみなすことが多いようです。ただ、乳がんなどは10年経っても再発が起こり得るので、その限りではありません。

診断時は、あたかも早期がんに見えても、検査機器では見つけることのできない微小ながんが転移して、再発につながることもあります。これは現代医療が及ばない点で、いたしかたのないことです。

しかし、がんは早期発見して、取りきれば治癒するという原則は揺るがないのは言うまでもありません。

（10万人あたりのがんの死亡率の順位）

男性		女性
肺がん	1位	大腸がん
胃がん	2位	胃がん
肝臓がん	3位	肺がん
大腸がん	4位	肝臓がん
膵臓がん	5位	乳がん

資料：厚生労働省「人口動態統計特殊報告」（2007年度）

Part 1
3

家族が察知する兆候

「おかしい」と思ったら、検診を勧めよう

がんの兆候を家族がキャッチ

「空咳をするし痩せてきたので、夫を病院に連れていったら肺がんのＩ期と診断されて……」とＡさん。

夫に見つかったがんは肺の末梢にあり、重粒子線治療（がんだけをピンポイントで狙い撃ちする患者の負担が少ない優れた放射線治療だが、大きな設備が要り、治療費も約３００万円と高い）で治すことができました。

知人のＢさんは語ります。

「転勤で偏った食生活が続き、ストレスも加重だった夫。帰京したとき、なんとなくイヤな気がしてがん検診を受けてもらったら、大腸がんの初期でした」

このように家族がおかしいと思って、あるいは直観で危険を察知し、早期発見された例が多くあります。

がんの検診率が低い日本

「２人に１人ががんになる時代」「早期発見なら完治するが、症状が出てからでは厄介」「保健所や医院などで、比較的安価に検査できる」といったがんに関する基本を並べてみると、検診を受けるのはいかにも合理的だとわかります。

受けないでいれば、２人のうち

の1人になる危険がますます高まるわけですが、日本は欧米に比べ、がんの検診率が低いのも事実です。

だれでも検査に行くのは億劫なもの、家族の一押しが効果を上げます。

・疲れやすくなった
・痩せてきた
・食が細くなった
・食べ物の好みが変わった
・爪や皮膚の変化
・原因のわからない痛みや不調がある

そんな変化に気づいたら、本人を励ましてかかりつけ医に相談したり、がん検診を受けさせましょう。

（がん検診の一例）

～癌研有明病院の検診センターの例（2008年2月現在）

●ミッション
検診センターは、がんの早期発見に際立った検診プログラムにより、がんから身を守る。

●検診内容（ドックコース）

	成人コース	女性総合コース	女性専科コース	単項目
内科検診	▼	▼		
婦人科検診		▼	▼	▼
眼底・聴力検査	▼	▼		
血液検査	▼	▼	▼	▼
胸部レントゲン	▼	▼	▼	
喀痰検査	▼	▼	▼	
便検査	▼	▼		
心電図	▼	▼		
上部内視鏡検査	▼	▼		▼
腹部超音波検査	▼	▼		▼
骨密度		▼	▼	▼
超音波検査（子宮・卵巣・甲状腺）		▼	▼	▼
乳がん検診（マンモグラフィ・超音波検査）		▼	▼	▼
肺がん検診（肺ヘリカルＣＴ）	▼	▼	▼	▼
大腸内視鏡検査（全大腸またはＳ状結腸）				▼
前立腺	▼			▼
ＰＥＴ検診	▽	▽		▼
ＭＲＩ検査（卵巣）				▼

▼セット検査
▼単項目選択可能
▽成人および女性総合コースにはＰＥＴ検査を組み合わせたコースも用意されている。

●費用
・成人コース（男女）6万5000円から2日間のドック19万3000円まで。
・単項目は5000円からPET検診の10万5000円までである。

Part 1
4

家族で不安を共有

「精密検査が必要」と言われても、本人だけに不安を抱え込ませない

焦りは禁物。まず落ち着かせる

定期検診などで「がんの疑いがあるから検査に行くように」と言われたら、だれもがショックを受けます。家族に電話して「まいった、精密検査だって」と告げる方も多いでしょう。そんなときは、「がんと決まったわけではないでしょう。落ち着いて」と、まずは本人を落ち着かせましょう。

①焦らズ、②医師の言うことを鵜呑みにせズ、③人の言うことを鵜呑みにせズ、④よい人（よい患者）にならズ、の「3つのズ」が治療法選択までに大切なこと。とりあえずは、焦らズです。気持ちを落ち着けて、健康診断を受けた医師や施設の医療従事者に、どんな病院で検査を受けるのか聞くようにと、アドバイスをします。近くの大学病院や、がん診療連携拠点病院（58ページ参照）を教えてくれるはずです。

家族に告げられない人はストレスも大きい

知人の30歳代の新聞記者は、肺がんの疑いで誰にも告げず精密検査を受けましたが、結果が出るまでの10日ほどの間に髪は真っ白になり、人生観も性格も変わってしまったそうです。そして、出世より、人に優しく家族を大切にすることに価値をおくようになったと

言います。

「結果、なんでもなかったのですが、その10日間はひとりで苦しみ揺れて、修行のようなものでした」

そうでなくてよかった、と思いました。もしそうであったのなら髪が白くなるほどのストレスを受けていて、そこから闘病がスタートすることになりますから。

もし彼が家族に告げていたら、気持ちは少し楽になり、白髪にはならなかったかもしれません。

悲しみや恐れの感情を抑え込むと、心身に害を与えます。そしてそういうマイナスの感情を素直に吐き出す相手としては、家族がいちばんなのです。

しかし、一家の大黒柱であるお父さん、子どもに手のかかるお母さんたちは伴侶にも告げず、不安をひとりで背負い込むことが多いのも事実です。なんの症状もないし、健康そのものだと思えるので、「そんなはずないよ」と、がんの疑いがあることを認めず、検査に行かないこともままあるのです。

これも43ページで紹介した事例の「否認」と同じです。健康診断の結果については、いつも話し合い、確かめ合うようにしたいものです。

「3つのズ」を忘れずに

1．焦らズ

普通のがんは、ひと月やふた月では変わらず、脅威にならない。じっくり腰をすえて、情報を集めて、まず敵を知ろう。そして少しずつがんにかかったという現実を受け入れていこう。

2．医師の言うこと、人の言うことを鵜呑みにせズ

がんの種類だけでも数百種類もあり、個人差も大きいから、自分に合った治療法を選ぶのは、よく調べたうえで、自分の直観で決めるしかない。自分が納得しないと、厳しい治療に耐えられなくなることもあるから、安易に医師や人の意見で治療法を決めないようにする。

3．よい人（よい患者）にならズ

それまでは波風たてずに我慢する生き方をしてきたとしても、闘病ではときにノーということも大切。また、「痛い」、「静かにしてほしい」と、心身の声や要求を言えないと、回復にマイナスになる。

Part 1
5

精密検査前後のケア

がんかどうかの不安を家族はどう支えるか

精密検査を受けない人も多い

1次検診でがんの疑いが出て、「精密検査を受けてください」と言われても、すべての人が次の検査を受けるとは限りません。たとえば、左ページのデータに示すように、大腸がんの精密検査を受ける人の割合は、東京ではわずか27・5％なのです（岩手県や宮城県では78・9％）。

精密検査を受けないのなら、なんのための検診でしょうか。

大腸がんは潜血検査（便にがんから出血した血が混じっているかを調べる）なので、「痔の出血だろう」と放置してしまいがち。痔の持病がある方が多いことと、肛門から管を入れる腸の内視鏡検査に抵抗感があり、このような低い再検査率になるのでしょうか。

大腸がんは女性の死因の第1位になりました（47ページ参照）。

しかし、早期に発見されれば完治する率の高いがんなのです。「検査を受けたくないのはだれも同じ。自分のため、家族のために、何をおいても受けてください」と励まし、イヤな検査に付き添い、支える。それができるのは家族だけだと思います。

検査を受けるまでも、心が不安定になりがち

がんの告知前後には「否定と孤

立」、「怒り」、「取り引き」、「抑うつ」、「受容」という感情の揺れを経験するといわれます。

　これは、２０００人のがんや難病の看取りを記録したキューブラー・ロス博士の考察です。人によって順番や程度は違いますが、このような心の変化が、本人と家族に同じように起きてきます。

　弱気な家族は本人より不安になり、「働き過ぎだったから」、「タバコを止めないから」と患者に怒りを向けたり不協和音も起こります。

　本人と家族がイライラしたり、沈み込んだりしても、自然なこと。２週間ほどで、だいたいの方は冷静に立ち向かえるようになるので、いずれは落ち着く、と希望を持って生活しましょう。

　とはいっても、本人が怒りをぶつけてくると、家族は戸惑います。

　しかし適宜に感情を吐き出さないと本人の免疫力も落ちるのですから、無表情でいられるのがいちばん怖いのです。感情の揺れはむしろいいこと、とドーンと構え、受け止めましょう。

　声をかけづらかったら、黙ってお茶を差し出してもいいのです。

「がんだと思う？」

「仕事を辞めることになったら、どうしよう？」

といった答えにくい質問にも反発しないで、

「そう思うの？」

「うーん、いざとなれば健康第一だと思う」

と反発や否定をしない受け答えをすると、本人も次第に落ち着いてきます。

（都道府県別の精密検査受検率）
（2005年度大腸がん検診）

上位5県	
1	岩手県……78.9%
2	宮城県……78.9%
3	高知県……76.2%
4	石川県……75.7%
5	山形県……72.7%
下位5県	
43	大阪府……44.1%
44	埼玉県……43.5%
45	神奈川県‥35.0%
46	奈良県……33.8%
47	東京都……27.5%

資料：厚生労働省

Part 1
6

検査を決意させる
精密検査に行きたがらないときは体に楽で簡単な検査を受けさせる

辛くない検査方法もいろいろある

精密検査の受診率の低さからは、検査への不安や恐怖が、意外に強いことが伺えます。とはいえ、検査に行かないという家族を放っておいて、がんが進行してしまえば、取り返しがつきません。

「検査で寿命を縮める場合もあるし、年だからもう行きたくない」としぶる高齢の家族をその気にさせるのに、体に楽な検査をさせてみるのもひとつの手です。

血液を自宅で採取して郵送で送るだけでできる検査や、高額ですが1回で全身の初期がんを発見しようとする最新機器検査もあります。

「放ってはおけないから、とにかく楽な検査をしてみてください」と勧めてみます。それで、二度もがんの疑いが出て、「精密検査を」と言われれば、本人も決心がつくものです。

変わってきた緩和ケアの考え方

二度目の検査結果が来るまでに、ふつう1～2週間あります。その間に、その部位のがんではどんな治療法があり、予後（治療後の経過）はどうなのか調べて、必要があるなら説得しましょう。

患者は、治療の全体像がわかれば、検査もその一部として理解でき、立ち向かう気力が出てきます。

それでも患者の気持ちが投げやりになっているときは、家族が知恵をしぼりましょう。生きがいが高まれば闘病意欲も湧くので、役割意識を持ってもらう工夫をしたり、子や孫、友人などに訪れてもらい、気持ちの支えを得るように働きかけてみましょう。家族の愛情がいちばんの妙薬です。

いま、がん治療はそのはじめから、苦痛を除く**緩和ケア**も始まるという考え方に移行してきています（下図参照）。

「いまの時代、辛くない検査や治療に変わってきているから恐れずに受けましょう。なにもしないと、いずれは苦痛が出てくるわよ」

と、苦痛の少ない検査、治療を選べるのだと、説得しましょう。

（ 郵送でできる検査の例 ）

◇女性用がん総合検査

・卵巣がん、すい臓がん、消化器がん……費用 8800 円

◇男性用総合検査

・消化器がん、肝臓がん、前立腺がん……費用 8800 円

※ほかにもさまざまな組み合わせがあります。

（ 緩和ケアについての考え方 ）

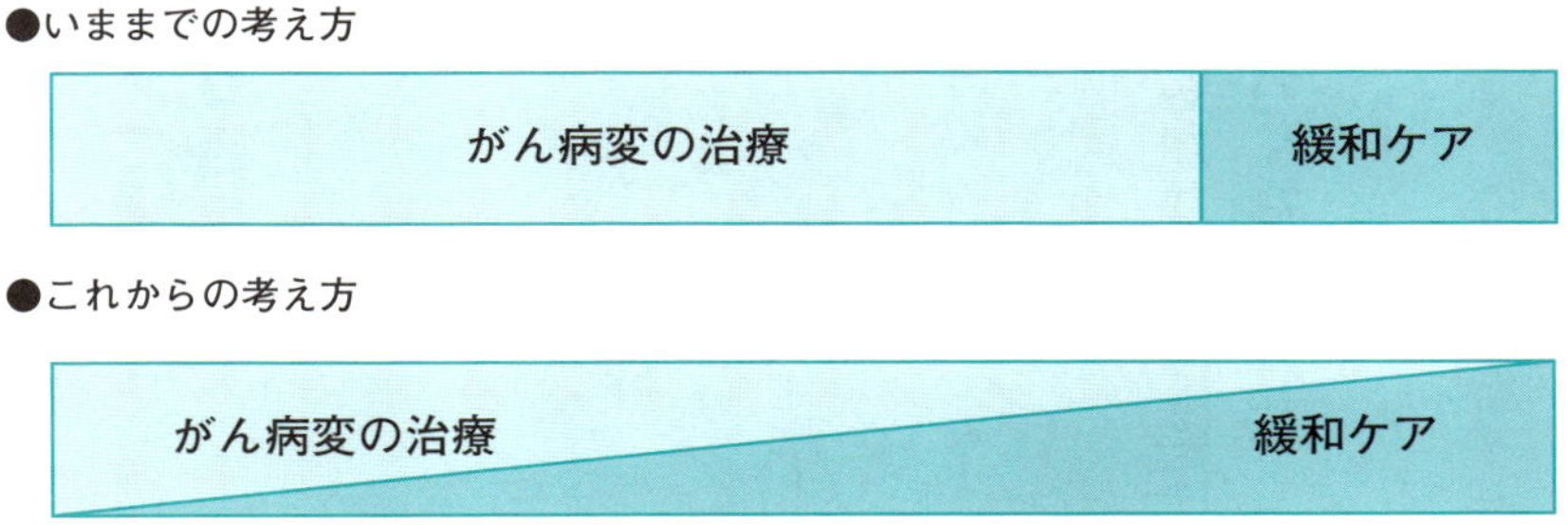

かかりつけ医から病院へ

Part 1 7 紹介状があれば病院での診断がスムーズに受けられる

かかりつけ医の診察でがんが疑われたら

かかりつけ医での健康診断や検査でがんを疑われたら、家族も一緒にかかりつけ医のところへ行って、どこで検査を受けたらよいか、相談しましょう。

検査とはいえ、出会った医師が主治医になることが多いのですから、病院と医師とは慎重に選ぶことです。ですから「どこがいいですか?」ではなく、「どこがベストですか?」と真剣に聞きたいものです。信頼できるかかりつけ医ならば、「もし、先生だったらどこへ行きますか?」ぐらい突っ込んで聞いていいと思います。

具体的な医師名や病院名が出てきたら、「なぜその医師（病院）を勧めるのですか?」と理由を聞いてみます。そのときの答えに納得できたなら、その専門医や病院を紹介してもらいたいと頼み、**紹介状**を書いてもらいます。

紹介状には本人の持病や病歴、アレルギーの有無など健康上の特徴も書かれることになっているので、専門医への引き継ぎもスムーズにできます。

今後もかかりつけ医は頼りになる存在に

かかりつけ医に紹介してもらうのは、将来への備えにもなります。がん専門病院は手術や放射線などの治療が終わると、待っている患者のために退院するように言われます。そのときに、体力が回復していなくても自宅療養に移らなければなりません。

患者が不安でも退院せざるを得ない、それがいまの現実です。がん患者の増加に医療改革は追いつきませんから、退院後のケアは個人が真剣に考えなくてはなりません。

退院後、定期的な検診は専門病院に行きますが、ちょっとした不調はがんの主治医と連携がとれる、近くのかかりつけ医に治療してもらえれば安心です。専門医のもとでの治療をご理解いただくために、大学病院での検査と治療の進行を下図にまとめてみました。

（大学病院の一般的な検査・治療手順チャート）

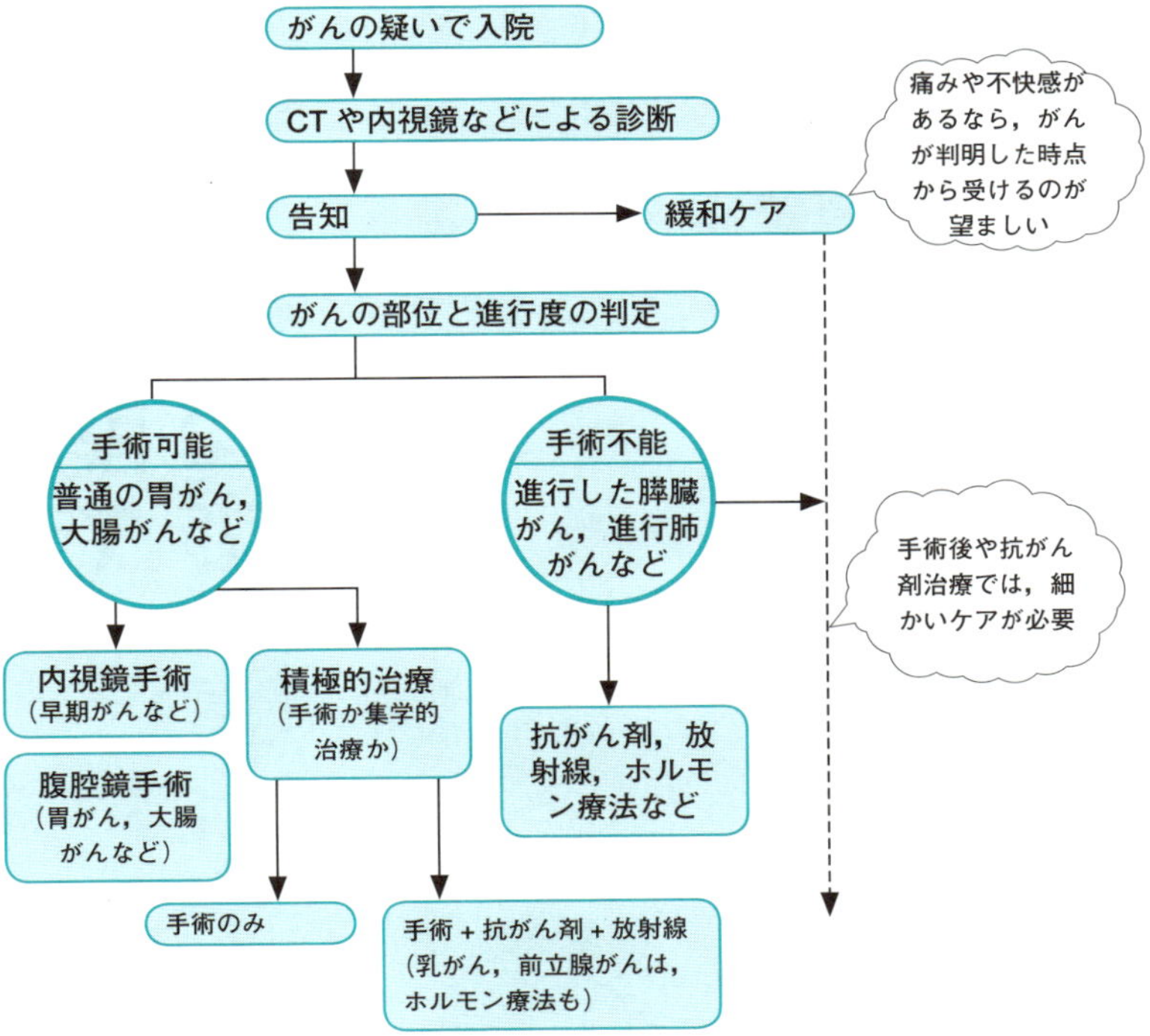

Part 1
8

情報収集先・相談先

まず、専門の相談機関で検査のための情報収集を

相談支援センターとは

「精密検査を受けて」と言われ、すぐに大きな病院に駆け込むのは考えものです。がんの部位（肺とか胃、あるいは皮膚や血液など）によっては検査入院となり、そのままその病院で治療することにもなりかねないからです。

その前にあらかじめ、おおざっぱなことを把握しておきましょう。それには、家族で分担してインターネットで調べたり、各種の相談支援センターを利用するのがよいでしょう。

がん治療の格差をなくすために厚生労働省によって認定された、**がん診療連携拠点病院**（がんの診断と治療に経験が深い医師や医療従事者がいて、検査機器も揃っている病院・巻末資料に掲載）には、**「相談支援センター」**が設けられています。

相談支援センターでは、看護師や看護師長経験者など、医療と看護、そして病院の事情に詳しい人が相談員として待機しています。

疑われているがんの部位を告げると、どこへ行けば検査できるか教えてくれます。

相談員からいろいろな情報を教えてもらおう

「医療従事者は人の役に立ちたいと常に思っているので、真剣に聞けばだいたいの質問に答えてくれ

るものですよ」と、ある医師から聞いたことがあります。

「○○を疑われているのですが、経験の深い先生はだれですか？」と聞いてみましょう。「○○病院の○○先生よ」と教えてくれるかもしれません。というのは、センターは地域の医療機関や医療従事者の紹介も行っているからです。

ですから、その病院にかからなくても相談を受け付けてくれるのです。相談支援センターでどの科か見当をつけて、その拠点病院で検査してもいいし、ほかの病院に行ってもいいのです（ただし、現実には相談支援センターも格差がある）。家族が一緒に行ってメモを取ったり、聞き忘れがないか注意するといいですね。

（ある大学病院の診療分担）

外科	・肺がん，胃がん，大腸がん，食道がん，肝臓がん，膵臓がん，胆道がんなどの手術。 ・小児の場合は小児外科，乳がんは乳腺外科
内科	・肺がん，胃がん，大腸がん，食道がん，肝臓がん，膵臓がん，胆道がんなどの検査と抗がん剤治療。 ・白血病や悪性リンパ腫といった血液がんの抗がん剤治療。
脳神経外科	・脳腫瘍の検査と治療。
婦人科	・子宮（頸部・体部）がん，卵巣がんの検査と治療
泌尿器科	・腎臓がん，膀胱がん，前立腺がん，精巣がんなどの検査と治療。
耳鼻咽喉科（頭頸科）	・咽頭がん，喉頭がん，口腔がん，口唇がん，唾液腺がん，副鼻腔がん，甲状腺がんの検査と治療。
皮膚科	・皮膚がんの検査と治療。
眼科	・目のがんの検査と治療。
整形外科	・骨肉腫，軟部肉腫の検査と治療。
放射線科	・乳がん，咽頭がん，食道がんなどの放射線治療，手術不可能ながんの治療。
内視鏡科	・内視鏡検査や，早期の胃がんなどの内視鏡手術。
麻酔科	・手術のときの麻酔，がんの痛みを取る治療。

Part 1
9

初期症状と検査①

初期の段階では症状が出にくい「肺がん」

肺がんは治るのが難しいがん、「**難治性がん**」のひとつです。それは初期から転移しやすいからで、発見時に過半数は転移しているというデータがあります。転移が起こってしまうと、たとえ現時点で画像検査では1～2カ所にしか見つからなかったとしても、目に見えない転移がいくつも起こっているとして、通常は手術などの積極的な治療はできません。

それだけに早く見つけることが重要なのです。

肺がんの自覚症状は、できる部位によって違います。

肺門部がん

肺の中心部の太い気管支にできるがんを「**肺門部がん**」と言います。この場合は、比較的、早い時期から咳や痰などの症状が出ます。がんの組織が崩れているときは血痰が出ることもあります。

これを利用して、痰や血痰のなかにがん細胞が存在していないかどうかを見るのが「**喀痰（かくたん）検査**」です。3日続けて起床時に痰を採取して、医療機関に持っていきます。

最近はネットサイトでも検査キットを販売しており、これを入手して、直接検査機関に郵送すれば、数週間で結果がわかるようになっています。

この部位にできやすい肺がんとして、「**扁平上皮がん**」があります。肺や皮膚、食道、子宮頸部などを被っている扁平上皮という細胞から発生するがんです。肺がん全体の35％を占め、喫煙によって引き起こされる肺がんとして知られています。喫煙者で咳や痰がよく出る人は、要チェックということになります。

肺野部がん

肺の中心部から離れた末梢にできるがんを「**肺野部がん**」と言います。初期ではほとんど症状が出ないのが特徴で、検診でしか見つからないといってもよいでしょう。それでも小さいものは胸部エックス線による検査では写らないこともあり、より精度の高いＣＴ（90ページ参照）による検診が勧められます。この場合は自発的に検査機関を訪ねるしかありません。一部の自治体では集団検診としてＣＴによる検査を採用しているところもあります。

この部位にできやすい肺がんは「**腺がん**」です。肺の分泌腺としての性格を持つ細胞にでき、肺がん全体の半数を占めます。

いずれにしろ肺がんは初期では自覚症状が出ないことが多いので、心配であれば、数年に一度（できれば毎年）は検診を受けるのがよいでしょう。

（肺がんの発生部位）

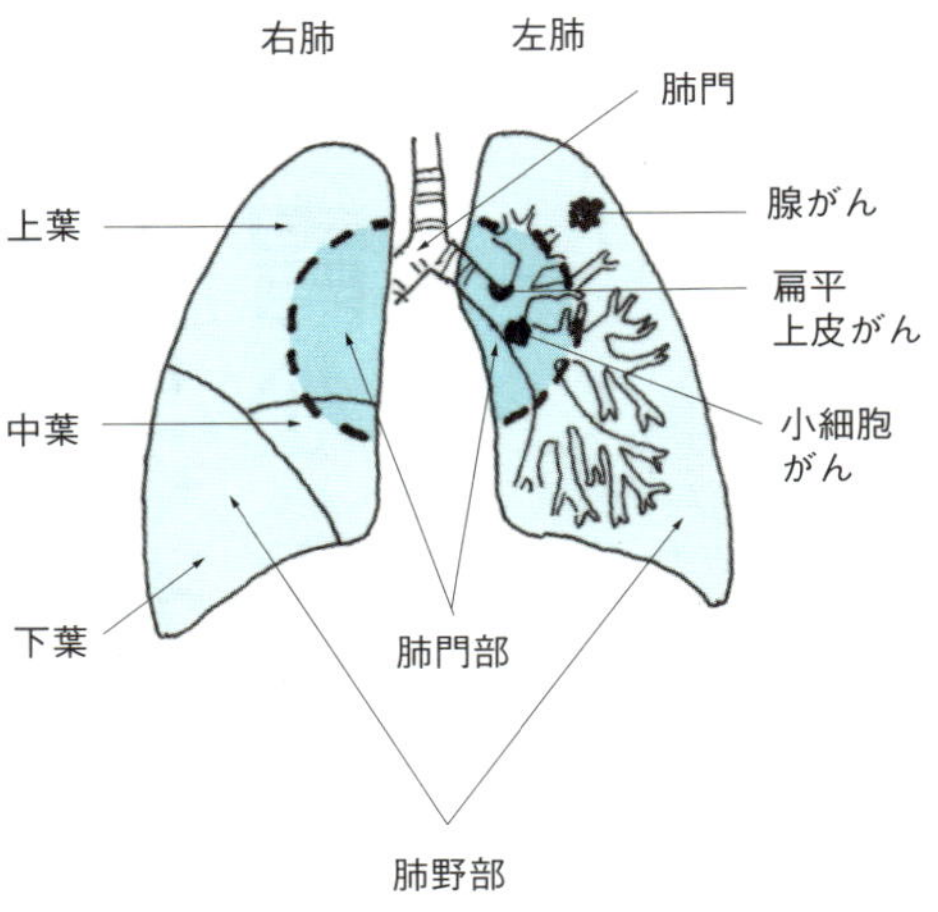

Part 1
10

初期症状と検査②

早期ならほぼ完治できるが、本人が自覚しない「胃がん」

胃がんの初期では、ほとんど自覚症状はありません。腹部の不快感や食欲不振、食べ物の好みが変わるといったこともありますが、いずれも胃がん特有の症状ではなく、通常は胃がんを疑いません。

胃がんは、一部の悪性度の高いスキルスがんなどを除いて、早期で見つかれば100%近くが治ります。そのためには、**腹部エックス線による検診**を定期的に受けることが重要です。自治体の検診で多く採用されている検査法です。

人間ドックなど自発的に受ける検診では、**内視鏡による検査**が多く採用されています。「**胃カメラ**」と称する検査です。苦しい検査として敬遠する人も多かったのですが、最近は機種も改良されファイバーの径も小さくなったので、苦しみはかなり軽減されているようです。

胃がんは、胃の粘膜に発生するがんです。原因（リスク＝危険因子）のひとつとして注目されているのがヘリコバクターピロリという細菌（ピロリ菌）です。しっぽのように見える鞭毛がヘリコプターのプロペラのように回転するところからこの名前（通称）が付けられました。

通常、胃の中に侵入してきた細菌は、胃酸の強烈な酸で溶けてしまうのですが、ピロリ菌はアンモニアを産生して中和し、生息しています。この菌は経口感染するという説が有力で、衛生状態の悪い国で保菌者が多い傾向があります。日本人では40歳以上の80%が保菌していると言われています。

この菌は、胃十二指腸潰瘍の原因菌でもあります。菌によって胃の粘膜が破壊され、胃酸に晒された胃壁に潰瘍ができます。その繰り返しががん化につながるという説もあります。他の要因が重なることもあるのでしょう。

詳しいメカニズムはよくわかっていないのですが、胃がんの10%はこの菌がもとで発生するといわれていました。ところが近年の研究では、その比率がどんどん上昇しているのが不気味です。

ピロリ菌に長期間感染していると、約3割が胃壁の薄くなる**萎縮性胃炎**になります。その一部が胃がんになることもわかってきました。そこでこの菌を除菌して、胃がんを予防しようという試みも始まっています。

ピロリ菌に感染しているかどうか、また萎縮性胃炎になっているかどうかは、血液検査や呼気などを調べる方法で簡単にわかります。

(胃の構造)

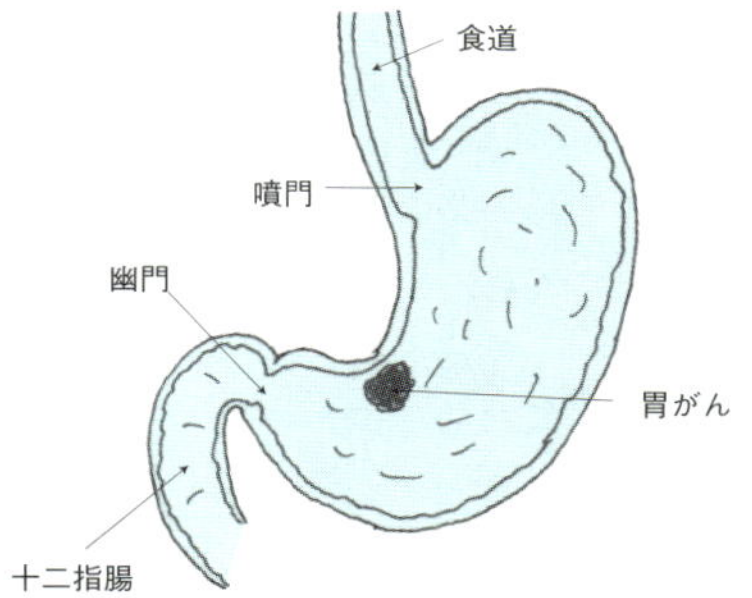

(胃壁の構造)

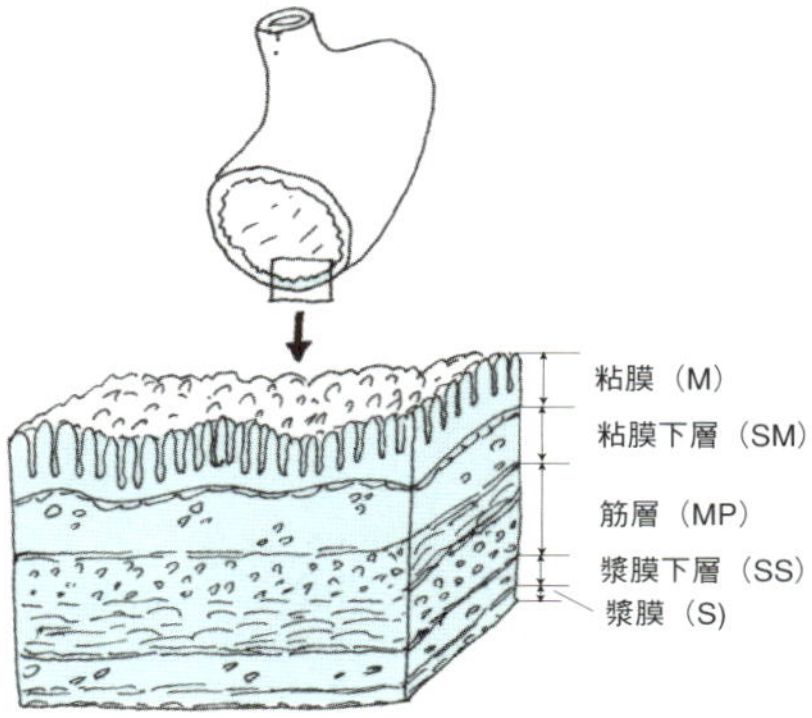

Part 1
11

初期症状と検査③

〝沈黙の臓器〟といわれ、慢性になっても自覚症状が出にくい「肝臓がん」

肝臓がんは、進行すると黄疸や腹水が溜まって腹が張ったりする重度の**肝機能障害**が出るようになります。初期の肝臓がんでは、軽度の肝機能障害として食欲不振、吐き気、全身倦怠感などが出ることもありますが、他の原因でもあり得る症状なので見逃しがちです。

一般に肝臓がんは、肝臓にできる**原発性肝がん**と、他の臓器にできたがんが血液の流れに乗ってやってきて、肝臓に根付く**転移性肝がん**の2つに分けられます。

このうち原発性肝がんの原因ははっきりしており、日本人の場合は7～8割が**C型ウイルス性肝炎**（**C型肝炎**）、1～2割が**B型ウイルス性肝炎**（**B型肝炎**）が素地となっています。どちらもほとんどが血液を介して感染するとされています。

どちらの型の肝炎も、仮に感染しても30～40％は自然に治ってしまうのですが、残りは**持続感染**といって、菌が肝臓に住み付いてしまいます。

C型肝炎では、その一部の人が20～30年かかって肝臓がんになります。**慢性肝炎→肝硬変→肝臓がん**というステップを踏むのです。B型肝炎も同様ですが、慢性肝炎からいきなり肝がんになることもあります。

原発性肝がんはこういう背景がありますので、その段階で見つかることが少なくありません。

他の病気に罹患し、血液検査を受けて、偶然に肝炎ウイルスが発見されるのが典型的な例です。また肝硬変の段階で冒頭にあげた肝機能障害が出て、発見されることもあります。

ただC型肝炎は150～200万人の持続感染者がいて、そのうち大部分は感染に気付いていないといわれています。

慢性肝炎の段階で見つかれば、インターフェロンやリバビリンという薬の併用療法を半年から1年（場合によっては数年）続けて、ウイルスを駆除することが可能です。仮に駆除できなくてもウイルスの量を減らすことができたら、肝がんになる危険性は大幅に減少することが確認されています。

肝臓は〝沈黙の臓器〟といわれ、慢性肝炎になっても特徴的な自覚症状は出ないことがほとんどです。そこで1990年代初頭より以前に輸血を受けた人、出産などで大量の出血をしてフィリビノゲン（血液製剤）の投与を受けた人などは、その旨を申告して血液検査を自発的に受けたほうがよいでしょう。

（肝臓がん）

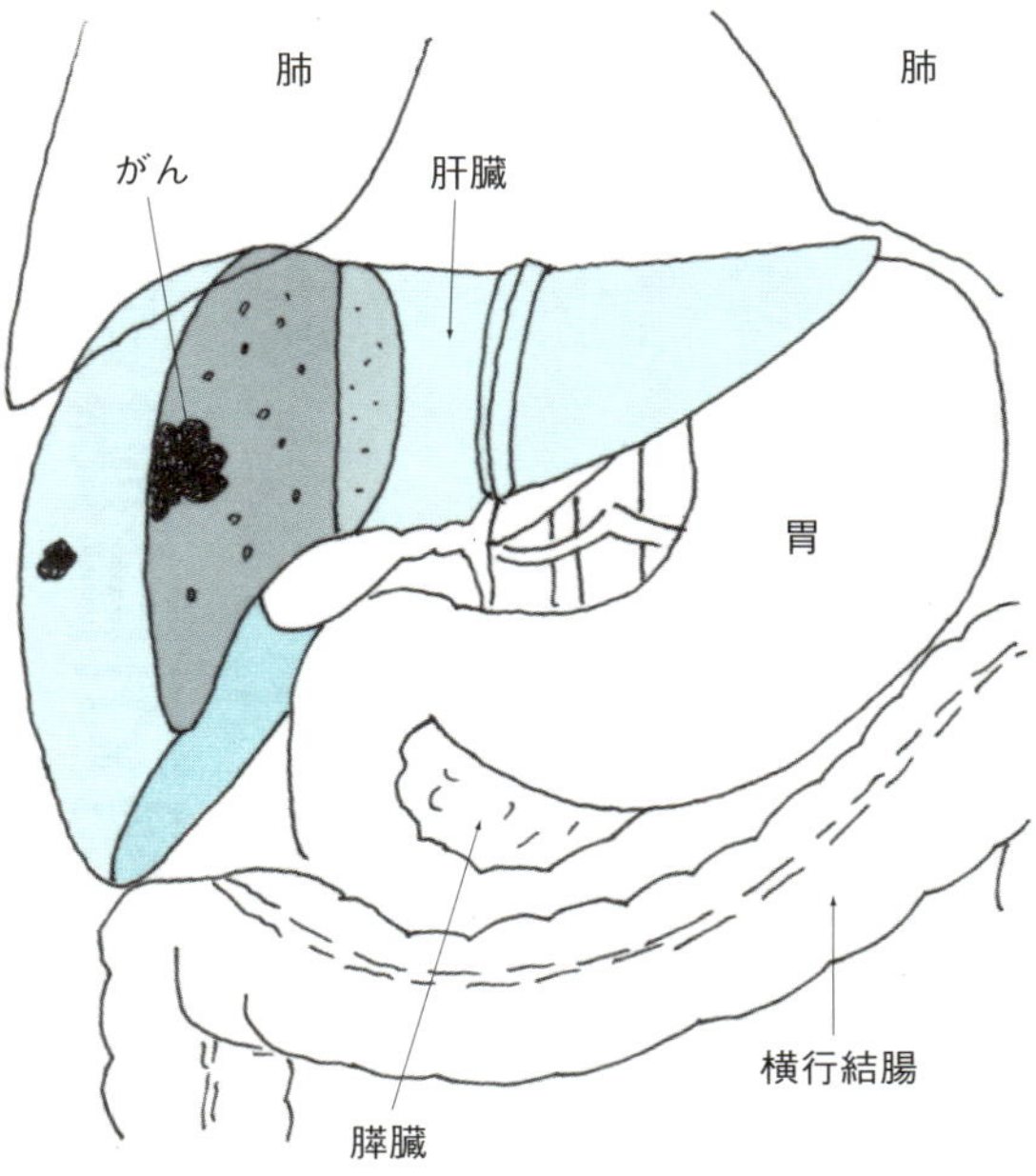

Part 1
12

初期症状と検査④

自覚症状がなく、便潜血反応検査で発見されることの多い「大腸がん」

大腸がんの症状として頻度が高いのは**腹部異常**、**便通異常**、**血便**です。

腹部異常はお腹が痛い、膨満感（お腹が張る）など。便通異常は、排便の回数が以前より多くなったり逆に少なくなったり、便が細くなるなどがあります。血便は、便ががんの部分を通過するとき、こすれて付着します。

このうち腹部異常と便通異常は他の原因でも起こることなので、見逃しがちですが、中年以降の人で症状が繰り返すようであれば受診をしてチェックすべきでしょう。

血便は、肉眼で見えるのは痔疾による出血が圧倒的に多いのですが、痔と大腸がんが合併していることもあり得るので、やはり中年以降では安易に痔による出血と決めつけないようにしなければなりません。

ただし、こうした症状は初期の大腸がんではむしろ出ることのほうが少なく、無症状のことがほとんどなのです。そこで、無症状の大腸がんを見つける方法として普及しているのが、**便潜血反応検査**です。

便に付着している微量の血液を特殊な試薬を使って反応させます。自治体や企業における集団検診で、大腸がんを拾い上げるスクリーニング検査として普及しています。ただ検査精度はそう高くないので、見逃しが多いのも事実です。そこで日を替えて便を採取する方法が勧められています。

この検査は他の原因による大腸内の出血でも反応してしまうので、仮に陽性になってもがんとは限りません。陽性の人のうち5％から大腸がんが発見されます。

（大腸の構造）

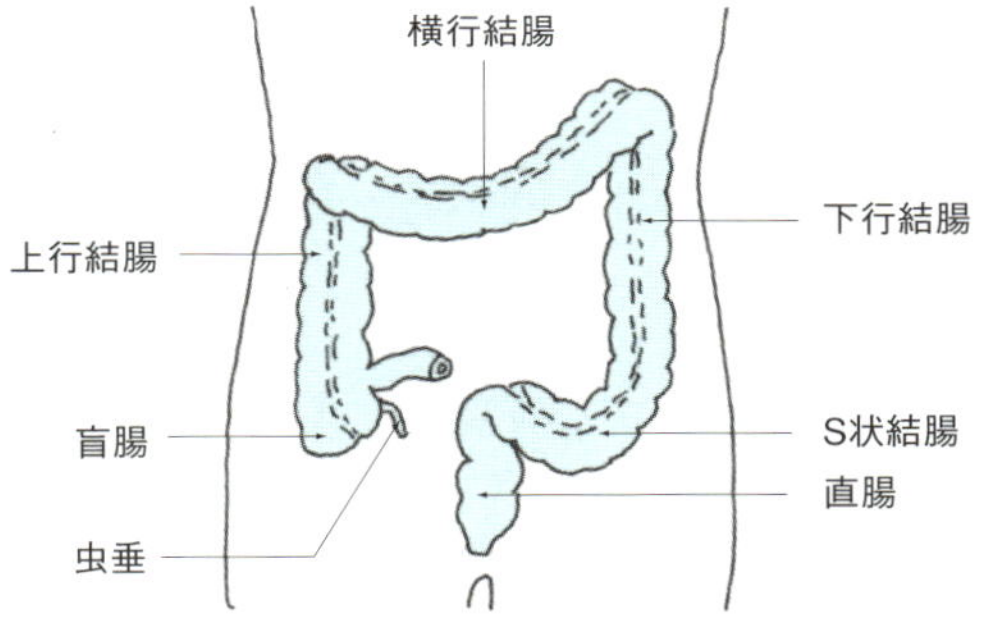

（早期がんと進行がん）

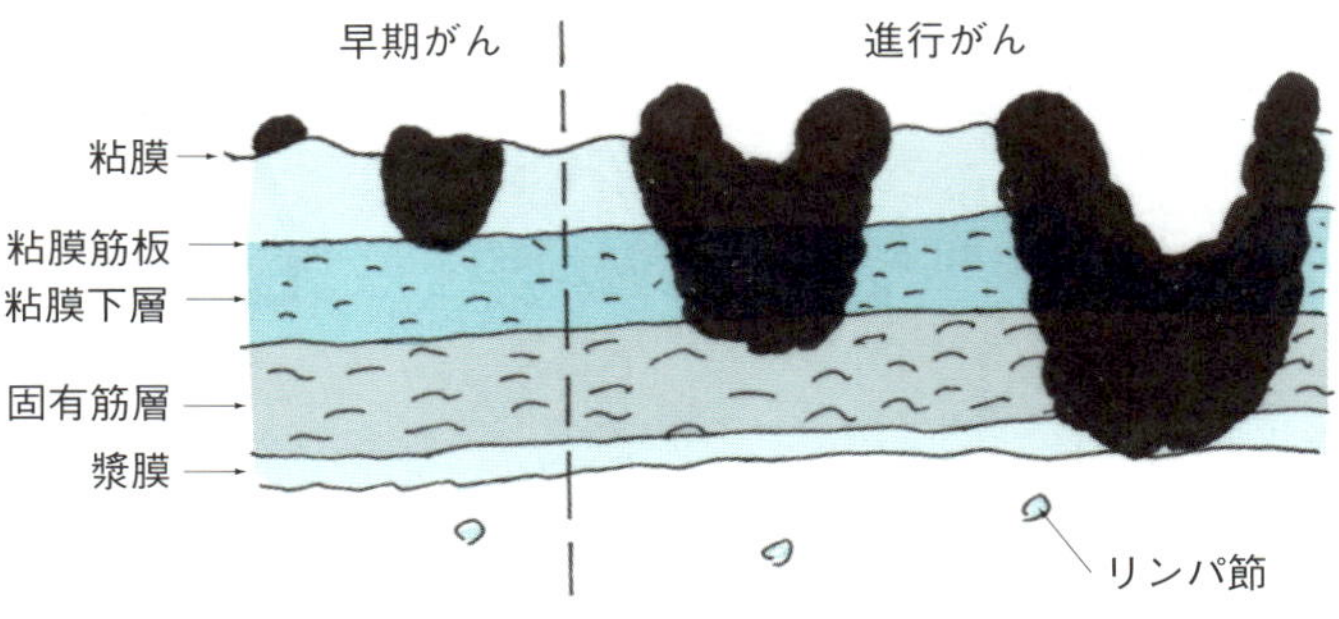

Part 1
13

初期症状と検査⑤

乳房にしこりができて気づくケースが多い「乳がん」

乳がんでもっとも多い自覚症状は、**しこり**です。痛みを伴うもの、伴わないものと双方あるのですが、大多数は痛みを伴いません。

しこりは乳がん特有の症状ではなく、30～40歳代では乳腺組織が腫れたり、しこりができたりする**乳腺症**が多いので、まぎらわしいのです。

乳がんとの区別を大まかにつけるとしたら、乳腺症のしこりは触れると痛み、特に月経前であれば痛みが強い傾向があります。しかし一概にそうとはいえず、独断でがんとの区別をつけるのは禁物です。

しこりのできる位置も目安となり得ます。がんの場合は、乳頭より上にできることが多く、内側と外側では、外側のほうが多いというデータがあります。ただし乳頭より上部の内側や、乳頭の下部にがんができないかというと、必ずしもそうではないので、あくまでも目安として捉えてください。

また乳がんができたら、しこりとして必ず触れるというものでもありません。しこりが深部にある場合や、小さい場合は触っても触れないことのほうが多いのです。

しこり以外の症状としては、乳房の一部がエクボのように凹んでいる、皮膚がひきつれている、血が混じった分泌液が乳首より出る、などがあります。

これらの症状がある場合は、受

診をして確かめるのがよいでしょう。ただ早期発見のためには、**マンモグラフィ**（左の写真）という乳がん専用のエックス線検査装置による検査を受けることが推奨されています。自治体によっては、この検診法を採用しているところもあります。

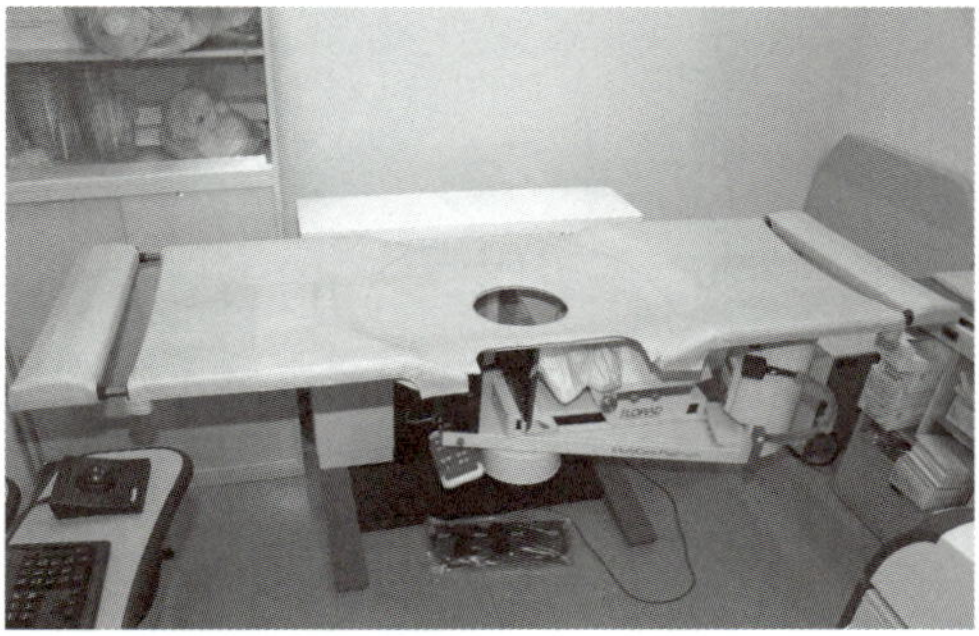

写真提供：癌研有明病院

（乳がん）

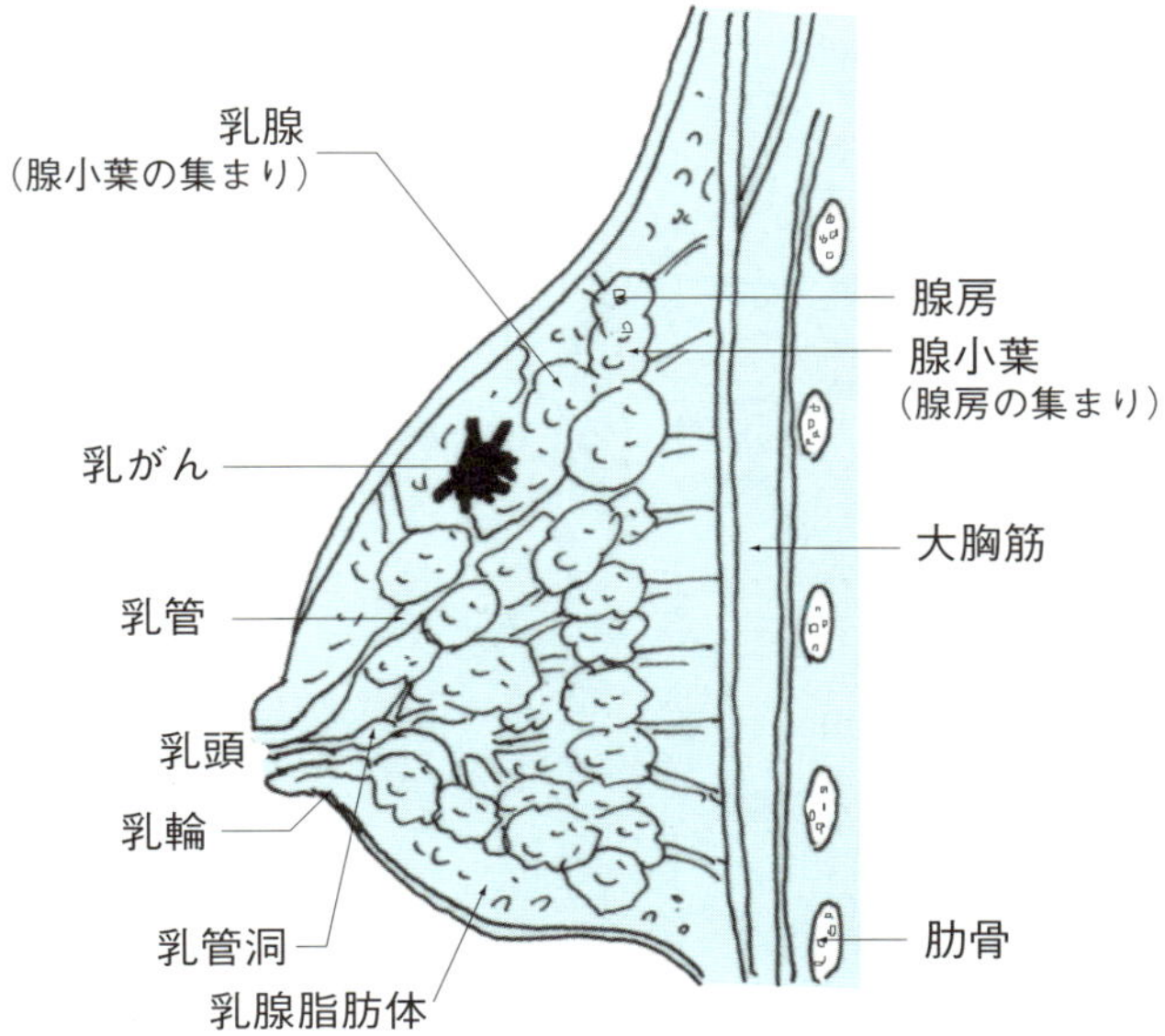

Part 1 14

初期症状と検査⑥

見過ごされることも多い「子宮がん」と「卵巣がん」

子宮頸がん

子宮がんは、発生部位によって2つに分けることができます。膣の奥に子宮があるのですが、その入り口部分を子宮頸部と言い、ここにできるがんを**子宮頸がん**と言います。子宮頸がんの症状としては、**性交時の出血**があります。がんが進行すれば、性交時の出血はなおさらしやすくなります。

ただし性器からの出血は、他の原因でもあり得ますので、出血があってもただちにがんと決めつけることはできません。目安になるひとつの症状として気にとめておきましょう。また初期のがん（上皮内がん＝0期）では、性交時の出血はまずありません。

かつては子宮頸がんは40～50歳代に多かったのですが、近年は30歳代、さらに最近では20歳代で顕著に増えています。20～30歳代で性交時の出血があった場合は要注意ということになります。

若い女性で子宮頸がんが増えているのは、性交経験の低年齢化が大きく影響していると言われています。それというのも、ほとんどの子宮頸がんはＨＰＶ（ヒトパピローマウイルス）というイボをつくるウイルスの一種が性交時に感染して、直接の原因になることがはっきりしてきたからです。複数の相手との性交は、感染の危険性を増すため、子宮頸がんになる確率も高くなる傾向にあると言われています。

　しかしＨＰＶに感染しても、全員が子宮頸がんになるわけではありません。感染しても免疫力によって自然にウイルスが排除されて治癒してしまう人も多いのだと言います。免疫によってＨＰＶを排除できない場合、持続感染をすることになり、その一部の人が、がんへと移行するのです。がんへ移行するかどうかは、ＨＰＶに対する個々の免疫力の差であるという説もあります。

　子宮頸がんは、ほとんどが子宮頸部を被っている上皮から発生しますが、ここに留まっている場合、またその下の間質という組織まで達していても、深さが３ミリ以下であれば**円錐切除**という簡単な手術で治癒します。子宮を温存できますので、若い人であれば妊娠の能力を保持することができます。

　いずれにしても、初期段階のがんでは自覚症状はないので、発見するには細胞を採取して顕微鏡で調べる検診を受けるのがもっとも有効です。多くの自治体で、この検診を行っています。

子宮体がん

　子宮頸部よりさらに奥は、子宮の本体（体部）になります。子宮内部は子宮内膜で覆われており、ここに受精卵が着床して、順調であれば胎児へと成長します。この膜にできるがんを**子宮体がん**と言います。子宮内膜は月経のある女性では、女性ホルモン（エストロゲン）の刺激を受けて、月に一度剥離し、経血として排出されます。

　ですから月経サイクルが順調であれば、がんが発生・成長することは通常ではありません。

　したがって大部分の子宮体がんは閉経後の女性にできるのであり、年齢でいえば50歳代以降がほとんどです。閉経前の女性でも、月経不順で、長い間、無月経になっている場合は、発生し得ます。

　自覚症状としては、まず、**おりもの**があげられます。しばしば悪臭を放ちます。おりものは他の原因によっても見られる症状ですので、これがあったとしても必ずしも子宮体がんにつながるわけではありませんが、ひとつの目安となります。むしろ自覚症状として頻度が高いのは、**不正出血**です。特に閉経後にしばしば不正出血があるようでしたら、がんを疑って受診をするべきでしょう。

子宮体がんがあるかどうかを調べる検査としては、子宮内膜を器具でこすってきて、細胞の形を顕微鏡で調べる**細胞診**があります。

子宮に内視鏡を挿し入れて内部を観察する検査をする場合もあります。観察後、細胞を採取し、細胞診をして診断を下します。

卵巣がん

卵巣は子宮の両脇に位置しています。すなわち左右の卵巣（一対）があります。がんは、その片方に発生する場合と、双方に発生する場合があります。

卵巣がんの種類は多く、それによって腫瘍の性質にも違いがあります。大別すると、卵巣表面の細胞から発生するものと、卵細胞から発生するものとがあります。

前者は30歳代以降に多く、未婚や妊娠経験のない人では、リスク（危険性）が若干高くなります。後者は10～20歳代の女性に多いものです。

初期の卵巣がんでは、自覚症状はほとんどありません。欧米ではサイレントテューモア（沈黙の腫瘍）と比喩的に言われるようです。

進行すると、下腹部が膨らんだり、圧迫感を感ずるようになったりします。痛みを伴うこともあります。腫瘍の大きさや腹部内の圧力のかかり方によっては、排尿・排便の障害が出ることもあります。不正出血、おりものが出ることもあります。このような症状が顕著になって、卵巣がんが見つかれば、がんが広がっているケースが多くなります。ただし、いずれも特有の症状ではなく、よくあるものなので、どうしても見過ごしがちになるようです。

患者さんのなかには、「ウエストが太くなった」、「スカートやパンツがきつくなった」と訴える人も多いので、急にウエストが太くなったような場合は、注意したほうがよいかもしれません。特に身内に卵巣がんになった人がいる場合は、要チェックとしたほうがよいでしょう。

（子宮・卵巣）

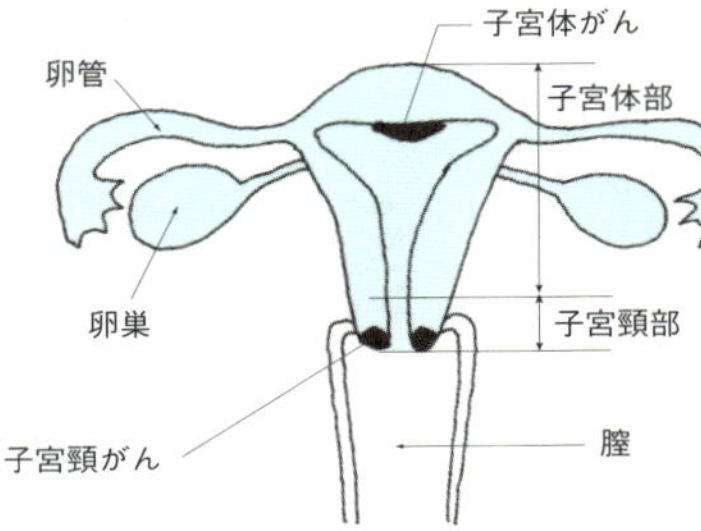

（卵巣の構造）

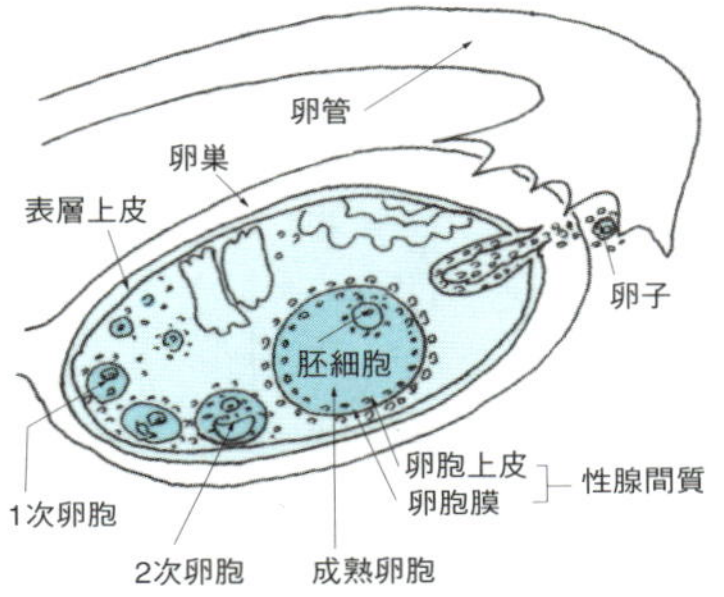

（卵巣がんの進行期分類）

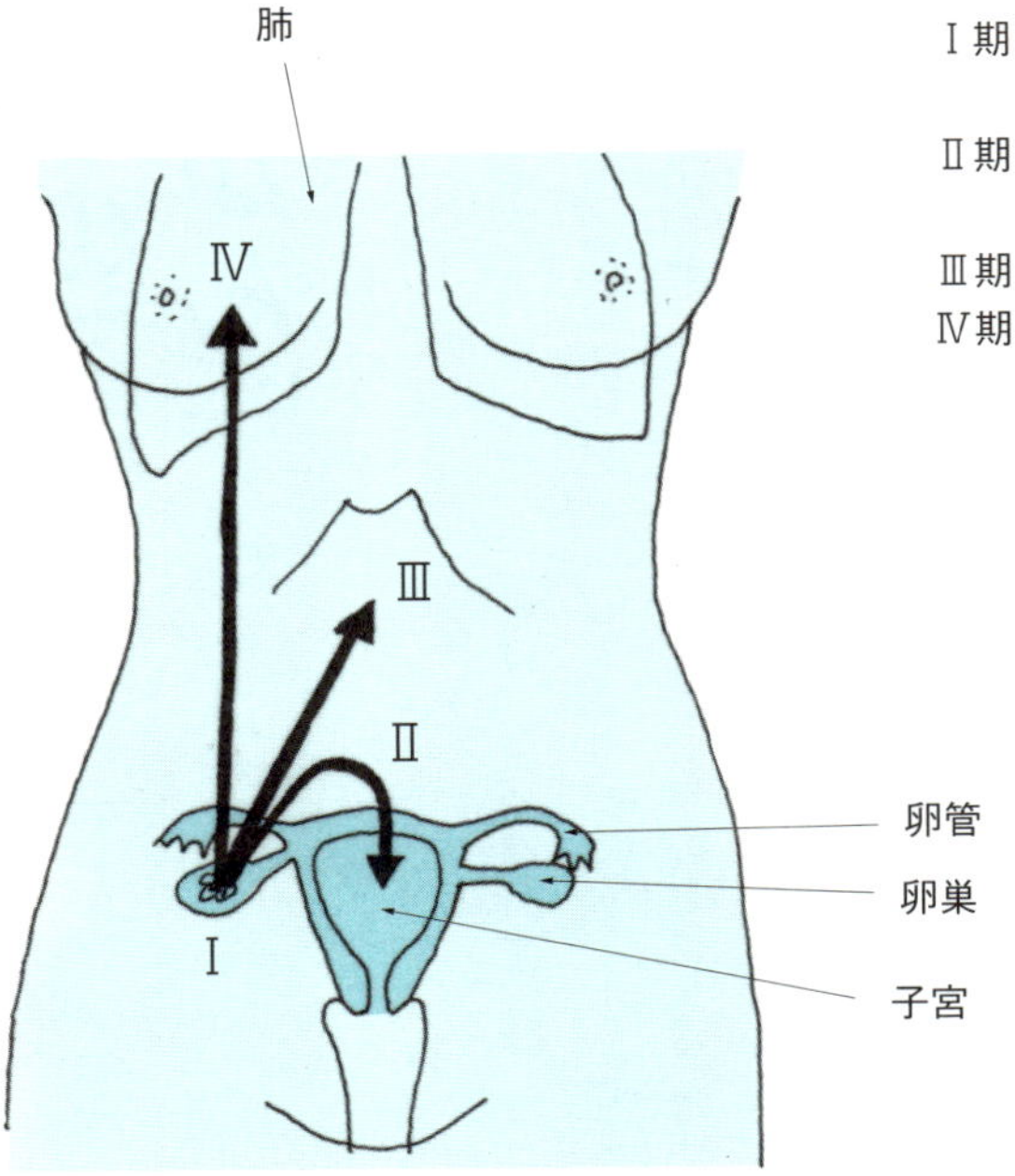

Ⅰ期：がんが卵巣内にとどまっている
Ⅱ期：子宮など骨盤内に広がる
Ⅲ期：腹腔全体に広がる
Ⅳ期：肺などの遠隔転移がある

Part 1
15

初期症状と検査⑦

前立腺肥大症との区別が難しい「前立腺がん」

前立腺は、膀胱の下側から生殖器に向かって延びている尿道の始まりの部分を取り囲んでいる臓器です。形はクルミに似ており、大きさは3センチほどです。

恥骨の奥（下）に位置しているので、皮膚を通して触れることはできませんが、肛門から指を入れて直腸越しに触れることができます。これを利用したのが、直腸指診です。

前立腺がんは、初期ではほとんど自覚症状はありません。腫瘍が大きくなるに従って、尿道が圧迫されるので、尿の出が悪くなり、それに伴い**残尿感**、**頻尿**、**夜間に何回もトイレに行く**、などが起こるようになります。

これらの症状は、前立腺の良性腫瘍である**前立腺肥大症**でも起こります。高齢者であれば、軽重の違いはあるにせよ、ほとんどの人がなる疾患です。

前立腺肥大症とがんを区別するには、泌尿器科を受診して調べるしかありません。前立腺がんは50歳代から年齢を重ねるに従って多くなるので、その年代に当たる男性であれば自発的な受診が望まれます。

気をつけなければいけないのは、一度受診して前立腺肥大症が判明しても、排尿障害があるのは前立腺肥大症のためだと決めつけないことです。その裏に前立腺がんが隠れている（合併している）

ことがよくあるからです。

前立腺がんを早期に見つける検査としては、前立腺がんができることで血中に洩れるＰＳＡという物質をひっかける**ＰＳＡ検査**が推奨されます。簡単な血液検査で、集団検診にも採用されています。

（前立腺の位置としくみ）

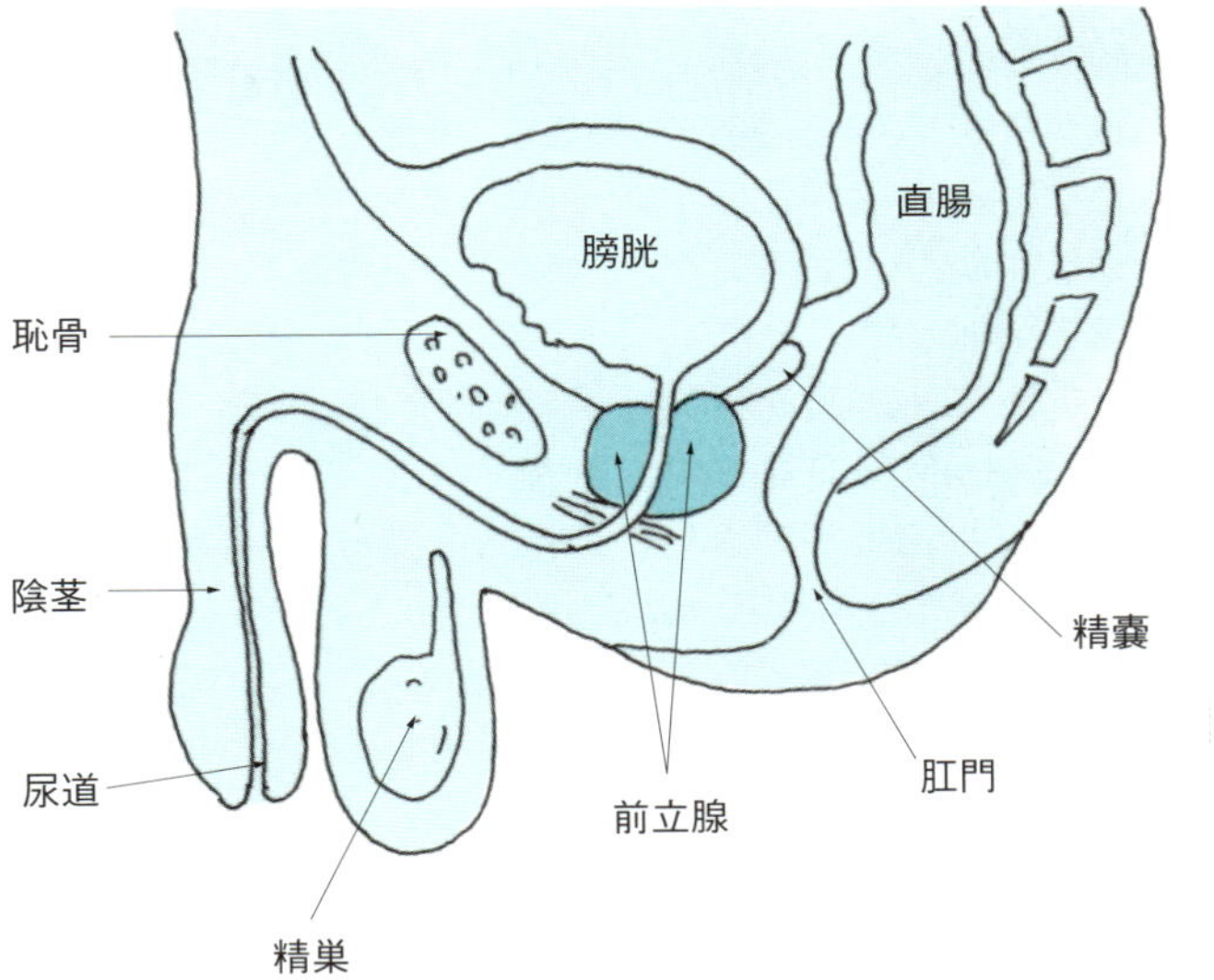

前立腺は膀胱の下にあり尿道を取り巻く栗型の臓器です。前立腺がんが大きくなると、尿道や膀胱を圧迫して排尿障害などが起きます。

遺伝するがんと遺伝しないがん

「がん家系」という言葉があります。一般に、がん患者が何人もいるような家系を指していますが、これには2つの場合があります。1つは、がんに罹患しやすい体質を家族で共有する場合と、2つ目は、環境を家族で共有していることに起因してがんが発症している場合です。

結論からいえば、遺伝するがんもないではないのですが、大部分は遺伝しないというのが支配的な考え方です。大腸がん、乳がん、卵巣がん、甲状腺髄様がんなど多くのがんの一部には、頻度は低いのですが、がんに罹患しやすい体質が関係しているものがあります。それぞれのごく一部だということがわかってきています。すべてのがんのなかでは、数パーセントだと言われています。

遺伝性がんを医学的にいうと、次のようになります。

よく、がんは遺伝子の病気だと言います。細胞の増殖が分裂に関係するような重要な遺伝子が発がん物質やウイルスなどの刺激によって徐々に性質を変え、数十年かかって、無制限に増殖するがん細胞になっていく、と考えられています。

ところが生まれながらにして、この重要な遺伝子に変異をすでに持っている人がいます。このような場合は、通常よりはずっと高い確率でがんが発生してしまうのです。これを遺伝性のがんと言うのです。また、遺伝性のがんは一般に通常よりも若くして発症する傾向があります。

繰り返しになりますが、これが起こるのは、先にあげたがん種のごく一部です。

一方で、喫煙していても肺がんに罹る人と罹らない人がいます。このようなリスク要因への体質の関与は、遺伝子の個人差（遺伝子多型と言います）で説明されることがありますが、まだ詳細は明らかになっていません。

ただ、生活環境は家族で一緒に暮らしている限り似かよいますので、そのことががんの発生に深くかかわってくる場合があり得ます。

胃がんは食塩の摂取量と密接な関連がありますが、しょっぱい味付けは幼少時の味覚体験が深く関与しますので、それが引き継がれて、結果的に胃がんのリスクが高くなってしまうということはあり得るでしょう。

同様のことは、喫煙についても言えます。喫煙者がいる家庭では、肺がんをはじめとするがんのリスクは高くなります。このように、がんのリスクを高める後天的な環境も含めて、私たちは、がんがあたかも遺伝的に引き継がれるような感じを抱くのだと思います。

Part 2

診断を受けるまでに家族がやっておきたいこと

Part 2
1

病院・医師探し①

検診で「再検査」と出たら、すぐに病院探しを

もしもの場合を考えて早めに動く

がん検診で引っかかり、「要再検査」、「要精密検査」の通知を受けることがあります。検診は疑いのある人を広くすくい上げる検査で、実際に再検査すると、「がんではなかった」という人のほうが多くなります。

しかし、一部には「がんの疑いが強い」ということで、さらなる検査をして「がんが見つかった」という人も出てきます。

そこであわてて医療機関や医師を探し始める人もいますが、がん医療に強い病院や医師を探すには、その前段階の「要再検査」の通知を受けてから、ただちに開始したほうがよいのです。

なぜなら、「再検査」は検診を主催した企業や自治体から紹介された医療機関で受ける人が圧倒的に多いからです。その場合、なんとなく断りきれなくなって、その病院もしくは関連する医療機関で、治療を受けることになりがちです。

ですが、そこが必ずしもがん治療に実績がある施設とは限りません。その意味でも、納得できるがん医療を受けるには、できることならがん検診を受ける段階で、もしもの場合を想定して、がん医療に強い病院を探し始めるほうがよいのです。

情報源はマスコミ情報でもよいのですが、近所の人や友人などから聞く「口コミ」による施設の評判も重要な手がかりとなります。

がんの「総合医」が誕生

しかし、がん医療に強い病院、医師を探すのは、そうやさしいことではありません。仮に手術、放射線治療、抗がん剤治療などの専門医を探す場合を想定してみてください。

マスコミ情報で、名医や専門性をテーマにしたものがありますが、それを見て理解できる人はむしろ少ないといってよいでしょう。

なぜなら、ひと口にがん治療の専門医といっても、診療科別、臓器別に学会があり、それぞれ専門医・認定医制度を持っています。その基準もまちまちで、その称号が必ずしも実力を担保しているとは限らないからです。

そういう反省をこめて、2005年より、がんの初期治療から終末医療まで幅広い知識を持つ「総合医」（がん医療の交通整理をする医師といってよいでしょう）を育成し、認定していこうという取り組みが始まりました。がん治療を担っている主要医学学会や病院集団が協力して設立した「日本がん治療認定医機構」がその任を負っています。

そして、2008年1月と5月に第1回目の認定試験があり、3000名余の「認定医」が誕生しました。今後毎年、この規模の「**がん治療認定医**」が生まれることになります。

その医師を訪ねれば、がんという疾患の基本的な情報はもちろん、必要であれば、医療機関、専門医も紹介してくれます。民間療法や健康食品について知りたいような場合でも答えてくれます。

★**参考サイト**
日本がん治療認定医機構
http：//www.jbct.jp/sys_auth_list.html
＊地域ごとに合格者（認定医）名簿が載っており、地図をクリックすると、所属する医療機関名と医師名が出てくる。

Part 2

2

病院・医師探し②

あなたの近くにもきっと良い医師がいる

良い医師、良い医療機関とは

がんは命を落としかねない疾患です。かかる医療機関や医師によって、治療後の経過が大きく違うことがあり得るので、その選び方には最善を尽くしたいものです。

以前、首都圏にある医療機関の医師（乳腺外科医）に会った際、意外な話を聞きました。なんと、遠く離れた地方から、わざわざ患者さんが治療を希望して訪ねてくるというのです。

理由を聞くと、乳房を温存する率がその医療機関は高く、そのことをインターネット情報で知ってやってきたと答えたのだと言います。その患者さんの居住地には、同等の乳房温存率をあげている医療機関があるにもかかわらずにです。

その患者さんにとっては、乳房を残すという治療方針を採ってくれる医師や医療機関が、良い医師や良い病院であったということなのでしょうが、その選択の仕方には若干の問題があります。

第一、治療方針は患者さんの思い込みによって決まるのではなく、がんの進行具合や病態、健康状態によるのであって、自分の意に添う医療機関を探して、そこに決めるというのは危険な事態を招きかねません。

このことがよい例なのですが、

がん治療において、良い医師、良い医療機関とは何を指すかというと、適切な検査をして適切な治療方針を示してくれる医師、医療機関だといえるのではないでしょうか。

さまざまな情報から良い医師、病院を選ぶコツ

医療機関の広告はきびしく規制されていることもあって、医療体制、スタッフのプロフィールなど、私たちが知りたい情報はほとんど発信されてきませんでした。しかし最近は、インターネット上のサイトで見ることができるようになりました。一種の規制緩和策なのでしょう。国公立（独立行政法人）や大学病院、地域の病院、医院（町医）まで、多くの医療機関が自院のホームページを開設し、情報発信をしています。

事前にこれらの情報を見て、病院選びの参考にする人が増えていますが、気をつけなければいけないことがいくつかあります。

まず、最新の検査機器や治療機器の有無に惑わされないこと。その機種がなければ、治療に支障が生じるというのであれば話は別ですが……。

自身に必要な医療は、自身だけで判断するのではなく、主治医に聞くのがじつはもっとも手っ取り早いといえます。病院のホームページ情報は、医師にそういったことを聞くための予備情報として利用すると、大いに役立つはずです。

治療成績を開示している病院もあり、それを見て、その病院を選ぶ患者さんも多いようです。しかしこれも注意が必要です。複数の医療機関の治療成績を比較するには、治療対象となる患者さんの病状などを揃えなければなりませんが、病院によってそれが違うことがほとんどです。地域によってはお年寄りの患者さんが多い病院もあり、治療内容によって治療成績に大きな影響を与えるはずですから……。

雑誌の病院ランキング情報を参考にする場合も同様のことがいえます。何を基準にしてランキングしているのか。それは公平な基準になっているのか。冷静に見て惑わされないようにしましょう。

Part 2 3

病院・医師探し③

国・都道府県指定のがん診療連携拠点病院

がん対策基本法が施行

がん診療に力を入れている病院を、国や都道府県が指定しています。病院選びの重要な目安となり得ます。

わが国のがん対策の施策を定めた「**がん対策基本法**」が2007年4月1日に施行されました。

基本施策には、がん予防や早期発見の推進、がん医療の均てん化促進などがあります。

「均てん化」とは耳慣れない言葉ですが、がん医療の地域格差の是正を指します。日本のどこでも、高度ながん医療を受けられる医療体制の実現を目指す制度といってよいでしょう。

がん診療連携拠点病院の指定

均てん化を促進するために、国は従来のがん診療拠点病院をもとに、各地でがん診療の中心的な役割を担う「**がん診療連携拠点病院**」を指定しました。都道府県知事が既存の病院のなかから選んで推薦し、厚生労働省が許可して、指定するかたちにしています。

診療体制や医師の研修（トレーニング）体制、患者やその家族への情報提供体制によって、左ページに掲げた4つに区分されています。

この指定要件のなかの診療体制とは、放射線治療医、抗がん剤治療専門医などの専属スタッフがいることなどですが、現段階ではこれを満たしていない施設がたくさんあります。今後、整備されていくはずです。

要件のなかの患者やその家族へ情報を提供する体制は、新たに決められた施策です。その名のとおり、がん医療に関するさまざまな疑問に答えてくれる窓口です。

その病院の患者だけでなく、地域住民であれば誰でも問い合わせをすることができます。この窓口にも現在は整備中で、病院によって充実しているところもあれば、未整備のところもあります。

都道府県がん診療連携拠点病院は原則的に各都道府県に1カ所（東京など一部は2カ所）存在することになっていますが、2008年4月1日現在では、47病院があります。また、**地域がん診療連携拠点病院**は304施設あり、それぞれ本書の巻末に掲載してあります。

（がん診療連携拠点病院の区分）

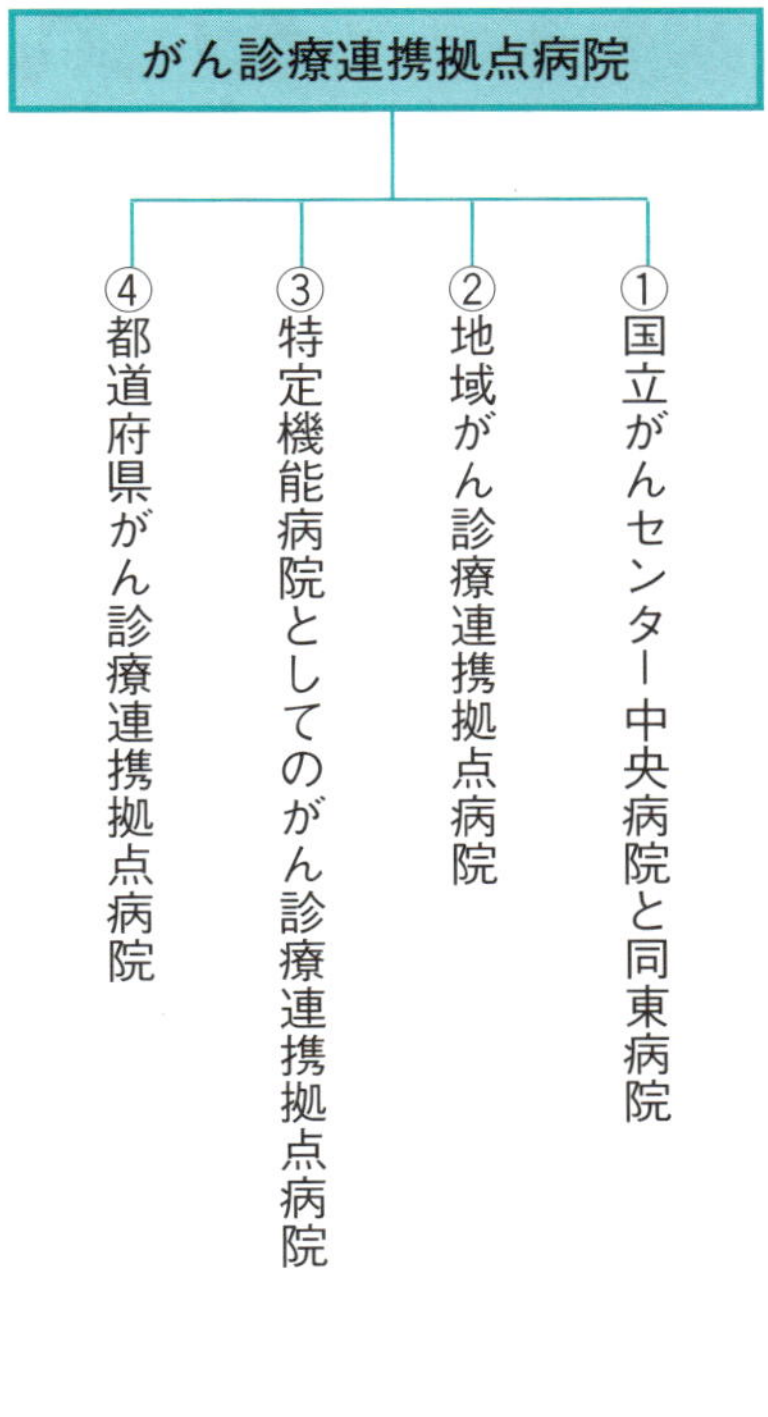

★参考サイト

厚生労働省

http：//www.mhlw.go.jp/bunya/kenkou/gan04/index.html

＊地域がん診療連携拠点病院の一覧が見られる。

Part 2 4

検査入院時のケア

病室の雰囲気を明るくして不安を紛らわす

診察をしてもらう病院も決まり、検査入院したときの家族の心得を以下に挙げておきましょう。

1 病人にさせない

まだがんと決まったわけでもないのに、検査入院だけで気落ちして病人らしくなってしまう人がいます。

特に高齢者は、検査でも思いのほか、体力・気力を使うので注意深く見守りましょう。50～60歳代の人、70歳代でも元気な人なら、検査や安静のとき以外は散歩したり、なるべく体を動かすように心がけましょう。パジャマの上にすぐ羽織れる上着やスポーツパンツなどを持っていき、空いた時間を見つけて歩くようにします。

また、いつもしっかりしている人でも、慣れない入院や検査にはボーッとして、ミスをしがち。たとえば飲食禁止なのに少しぐらいいいだろうと、食べたり、看護師の指示を聞いていなかったり。家族はときどき病室を訪ね、それとなくチェックしましょう。

2 不安にさせないよう淡々としている

家族としては、「がんかもしれない」と思っても、「そうではないはず」と構えていましょう。家族が落ち込むと、患者の体力や免疫力も落ちるからです。

入院中は、本人が落ち込んでい

るときに軽く励ますぐらいで、全般的に家族が淡々としていたほうが患者は楽です。

3 無機質な病室を明るくする

検査入院のとき、自然の素材の木綿や絹のマットを1、2枚持っていき、枕元の台やベッドの柵などにかけると固い印象が和らぎます。

4 退屈しのぎになるものを持ち込む

検査入院のときに、本や電子辞書などを持ち込むと、気分転換になります。イヤホーンで聞く音楽の機器、ＤＶＤなどはいかがでしょう。退屈がまぎれます。

なお、退屈だからといって、病院内で携帯電話をかけるのは止めましょう。医療機器の誤作動を招くからです。

5 聞き役になる

病院や検査が好きな人はいません。特に働き盛りの年代では、がんへの不安でさまざまな思いが渦巻きます。イライラしたり落ち着かないようなら、ゆっくりと話を聞きましょう。

食事がまずいとか、うるさい、眠れない、など愚痴を言う場合は黙って聞いて、枕を変えるなど、家族ができることをしてあげましょう。それだけで気持ちが落ち着くものです。愚痴や批判を聞いても、医療スタッフにかけあったりはしないことです。

最近、「モンスターペイシェント」と呼ばれる、けんか腰でくってかかる患者が増えているので、誤解されても損をします。

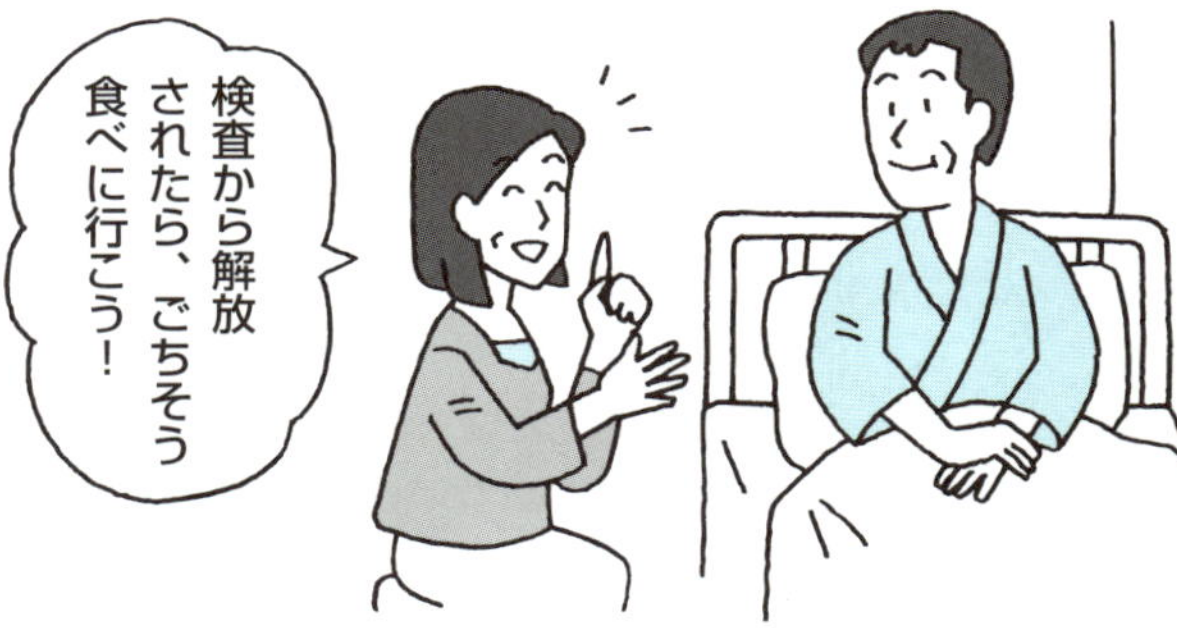
検査から解放
されたら、ごちそう
食べに行こう！

Part 2
5

検査入院中の情報収集

インターネットや病院の相談室でさまざまな不安を取り除く

家族が分担してネットで情報収集

私の知人から聞いた話です。60歳代のご主人が前立腺がんで検査入院したときのこと。ご主人は病院の庭で携帯電話で情報収集していました。

「治療法がいろいろあるんだけど、わからないからね」

携帯電話は病院内では使えないので、庭に出て操作をしていたのです。それを母親が2人の息子に言うと、役割分担して情報収集への応援が始まりました。

「目を悪くするから携帯はやめて。俺たち手伝うよ」と、手術、放射線、ホルモンなどの治療法を長男が、同じ病気を克服した人の手記を次男が集めてくれました。

「久しぶりに男3人が集まって話していましたが、男性同士ですから後遺症のことなどフランクに話せたようです」と、知人は言います。

その後、診断の結果を聞くときも、息子2人は同席して質問したり、解説したりしてくれたので、納得できる治療法を選べたそうです。

「それぞれ家庭を持って独立した息子たちが駆けつけてくれて、それ以来行き来が頻繁になりました。情報のなかでいちばん役立ったのは、患者さんの体験記です。パソコンで見ることができるので、私もできるようになったほうがよいと思い、パソコン教室に通い出しました」

ご主人は早期の段階で手術をしました。その後の療養でも、体験者の手記を参考にして生活を改善していったそうです。

この場合は、男性特有のがんでしたが、女性特有のがんは女性同士のほうが情報収集もやりやすいでしょう。

検査入院先の病院の相談室

別の知人は、がん診療連携拠点病院（82ページ参照）に検査入院しましたが、治療法などでわからないことが出てきたら、そこの相談室で聞いたそうです。

「相談室では親切に説明してもらいました。そうしているうちに、検査結果を聞く準備ができました。なによりよかったのは、自分自身が病院に信頼感を持つことができたことです」と言います。こういう準備の仕方もあります。

インターネットでの情報収集に慣れない方は、相談センターで疑問を解消しておくのも手です。

電話相談もたくさんありますから、家族が本人の疑問を聞いて、家で相談して情報収集する方法もあります。

インターネット上のがん情報

末期になった友人は、インターネットで未承認の薬を注射してくれる診療所を見つけ、北海道から東京までやってきましたが、注射はしてくれましたが、高額な健康食品とセットでした。確かに

それで延命ができたならいいのですが、その後友人は急速に衰えてしまいました。

本人もそうですが、調べて教えた家族も周囲も、ひどく心が痛みました。

自分の病気を知ろうとして、あるいは医師や病院を探そうとインターネットで調べるとき、次の前提を知っておくことが大切です。

1 情報は玉石混交である

例にあげた友人のように、末期がん患者から法外なお金をとろうとする医師もいることを忘れないでください。

ネット上では、どんなふうにも装えるのです。

❷生存率などのデータで落ち込むことを覚悟する

医学情報は、治癒率とか生存率とか、人には面と向かって言えない言い方や言葉であふれています。

生存率90％でも、１００人のうち10人はそのなかに入らない人がいるわけで、その10人に入るのでは、と不安を抱くタイプの人もいます。

知れば知るほど落ち込んでしまうということもあるのが、インターネットでの情報収集の難しいところです。

❸知恵や励ましをもらえる患者サイト

患者同士の支え合いサイトでは、知恵や励ましをもらえます。質問に答えてくれるサイトもあり、知人はそこで、同じがんで同じような手術をした人から「入院治療計画書」をメールで送ってもらいました。

「手術後いつ入浴するか、などを書いてあるシートで、入院してからの生活がわかりました。なにより、同じ手術をしていま元気にしている人がいる、というのがうれしかったですね」

こういうときは、ネットは本当に便利だと感じます。

インターネットの問題点

❶自分に合わない治療に引かれる

インターネット上には、たくさんの療法が出てきますが、そのどれが効果が証明されているのか、患者の病状に合っているのか、わかりません。高齢の世代は活字に対する信頼感が強いので、引かれてしまいがちです。家族が気をつけましょう。

❷サプリメントを買ってしまう

サプリメントもネットショッピングで簡単に手に入るので、買ってしまいがちです。浪費よりコワいのは、サプリメントにも副作用があるということです。薬の効果を消すものもあるので、よくよく注意しましょう。

3 ネット中毒

私の70歳代の親類は、インターネットにはまり、目と腰を痛め歩くのもままならなくなりました。姿勢や照明に注意して長時間の作業はさけましょう。

心を元気にするために闘病記を読む

私の経験では、ネットで医学的なデータに触れるよりも、元気になった人の闘病記を読むほうが、気分が上向きました。

また、逆説的ですが、がんの不安を落ち着かせてくれる死生観の本も、くれることがあります。

★参考サイト
キャンサーネットジャパン
http://www.cancernet.jp/

＊キャンサーネットジャパンの「がん情報ステーション」では、インターネットを使い、効率よく情報を収集するための「インターネットがん情報検索基礎講座」を開講している。開催日など詳細はホームページで。

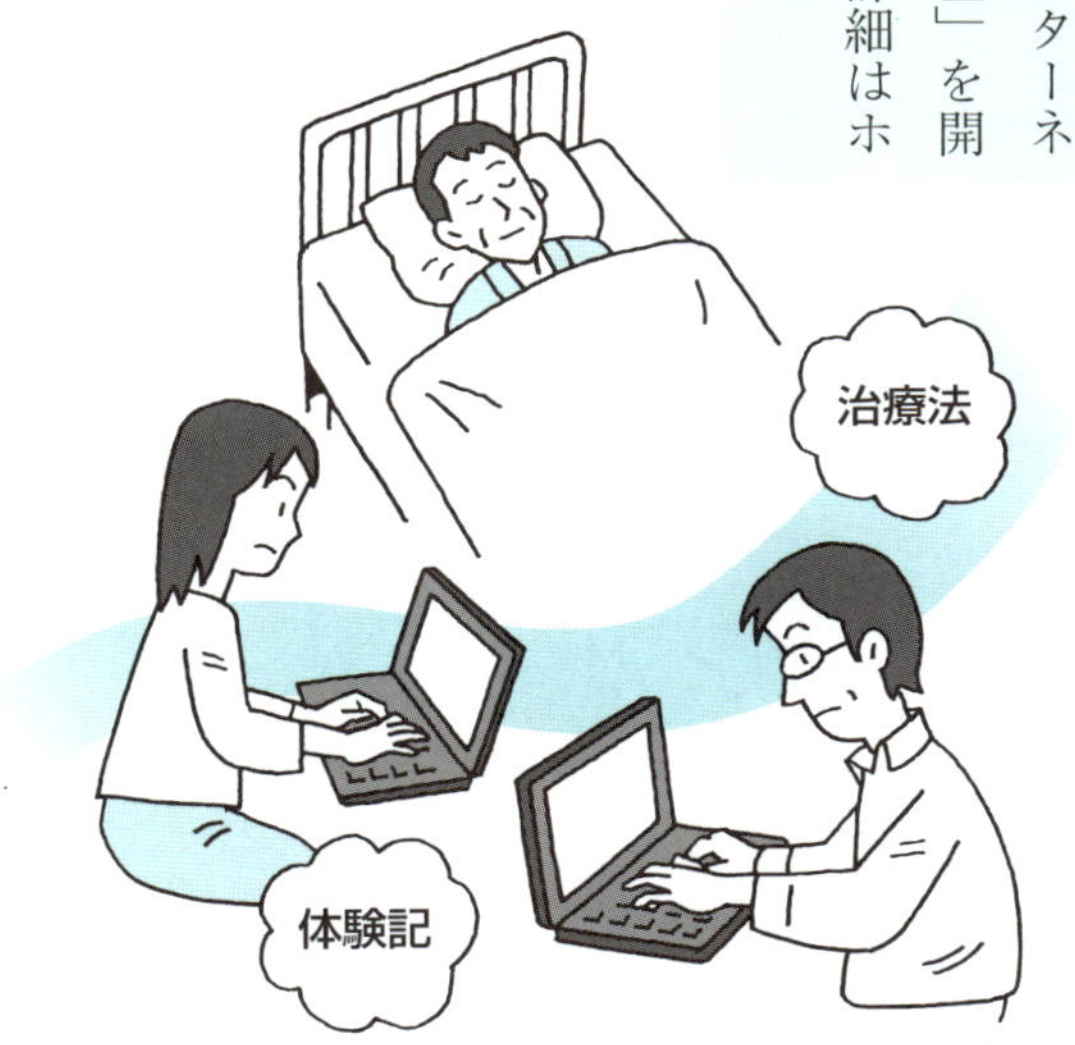

Part 2 6

知っておきたい検査機器

画像検査の主役――CT、MRI、PET

自治体の集団検診や企業検診で異常が見つかった。自覚症状があって受診したら、がんの疑いがあると言われた。このようなケースでは、がんが確かにあるかどうかを調べ、次にがんの大きさや広がり具合などを確認して治療方針を決めなければなりません。画像検査の主だったものを紹介します。

CTとMRI

CT（コンピュータ・トモグラフィー＝コンピュータ断層撮影）は、身体の断層（スライス＝輪切り）写真を撮るための機器です。断層の幅は機種にもよりますが、一般には2〜3ミリほどに設定されていますので、その範囲であれば小さながんも見つけることが可能になります。がんの存在を確かめるのはもちろん、位置や広がり具合を確かめるときにもよく使われます。

同じく身体の断層写真を撮る検査機器として、**MRI**（マグネティック・レゼネンス・イメイジング＝磁気共鳴映像法）があります。CTがやや苦手とする組織でも比較的鮮明に写すことができるので、どの臓器（器官）のがんか、などの条件によって、CTとMRIは使い分けられます。

CTの一種に**ヘリカルCT**があります。通常のCTは断層写真1枚ごとに撮影します。たとえば肺の検査なら、従来のCTではそのたびに息を止めなければなりませんが、ヘリカルCTでは1回の息止めの間に、らせん状に連続撮影していきます。これは撮影のスピードを上げるための工夫でもあり、その分、エックス線の被曝量も少なくなるというメリットがあります。一部で肺がんの検診で使用されるようになっています。

PET

また、**PET**（ポジトロン・エミッション・トモグラフィー＝陽電子放出断層撮影）は、人体のどこかにがんがないかどうかを調べるときに有用な機器です。症状のない人が念のために受けるがん検診でも使われます。これは自費負担になります。がんの診断でPETは、がんの転移・再発の有無を調べるときに使うと非常に便利です。

検査は、がん細胞の新陳代謝が正常細胞より激しいという性格を利用して、事前にぶどう糖に似た物質を注射して行われます。30分ほど経過すると、がん細胞はこれをよく取り込むので、それを狙って全身をスキャンするのです。がんのある箇所を赤などの色で鮮明に表示することができます。

PETにCTを組み合わせたのが**PET／CT**です。PETは全身のがんを見つけるのには適していますが、正確な位置を知るためにCT検査を追加しなければなりません。それを同時にやるための機器がPET／CTで、基幹病院などに設置されています。

PET

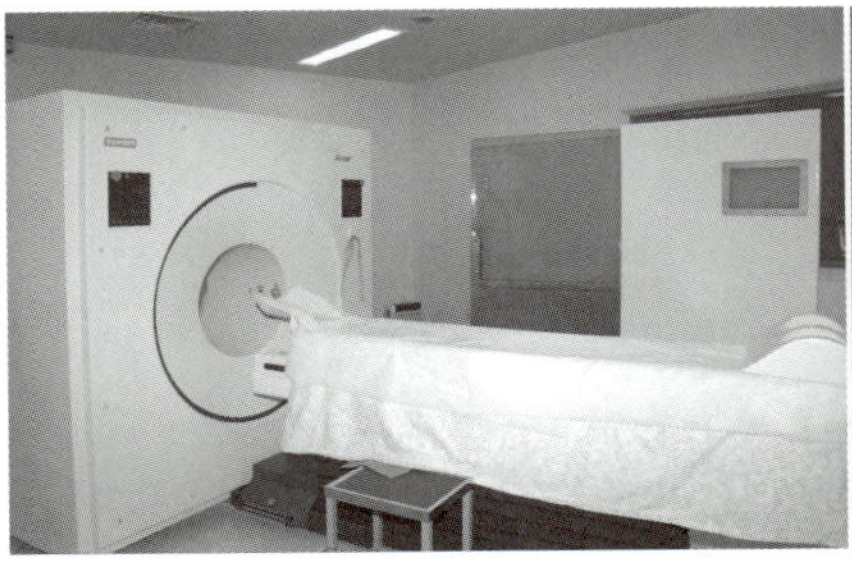

ヘリカルCT

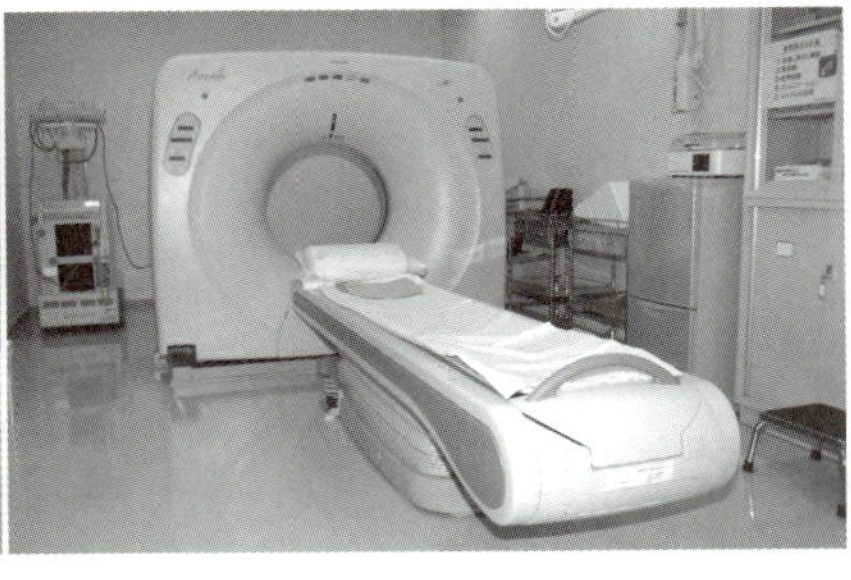

写真提供：癌研有明病院

Part 2
7

知っておきたい検査方法

がんの危険度を測る腫瘍マーカー検査

がんの有無や、種類を調べる検査のひとつに**腫瘍マーカー検査**があります。がん細胞がつくり出す物質や、がんができることで生体がつくり出す物質は、がんが発生したかどうかの目印（マーカー）となるので、腫瘍マーカーと呼ばれます。そこで血液や尿をとって、それらの物質の量を測定。一定の数値を超えれば、がんの存在が疑われることになります。

前立腺がんなどでは、がんを見つける集団検診で使われたりしますが、外来では画像検査のみでは、がんの有無がはっきりしないようなときに補助的に使います。

多くの場合、がんの種類によって目印となるマーカーは違うのですが、一部共通しているものもあります。左ページに、代表的な腫瘍マーカーを紹介します。

肺がんのうち、もっとも多い腺がんはCEAやSLX、次に多い扁平上皮がんはSCC抗原、乳がんや大腸がん、胃がんはCEA、肝臓がんはAFP、前立腺がんはPSA、卵巣がんはCA125といった具合です。それぞれのがん種の腫瘍マーカーは複数あるので、2種類以上のマーカー検査を組み合わせる場合もあります。

この検査を受けるとき注意しなければならないのは、1回の検査結果のみに目を奪われないことです。一定の期間をおいた2回以上の検査で、連続して上昇したよう

臓器別がんの主な腫瘍マーカー

★印はよく使われるもの

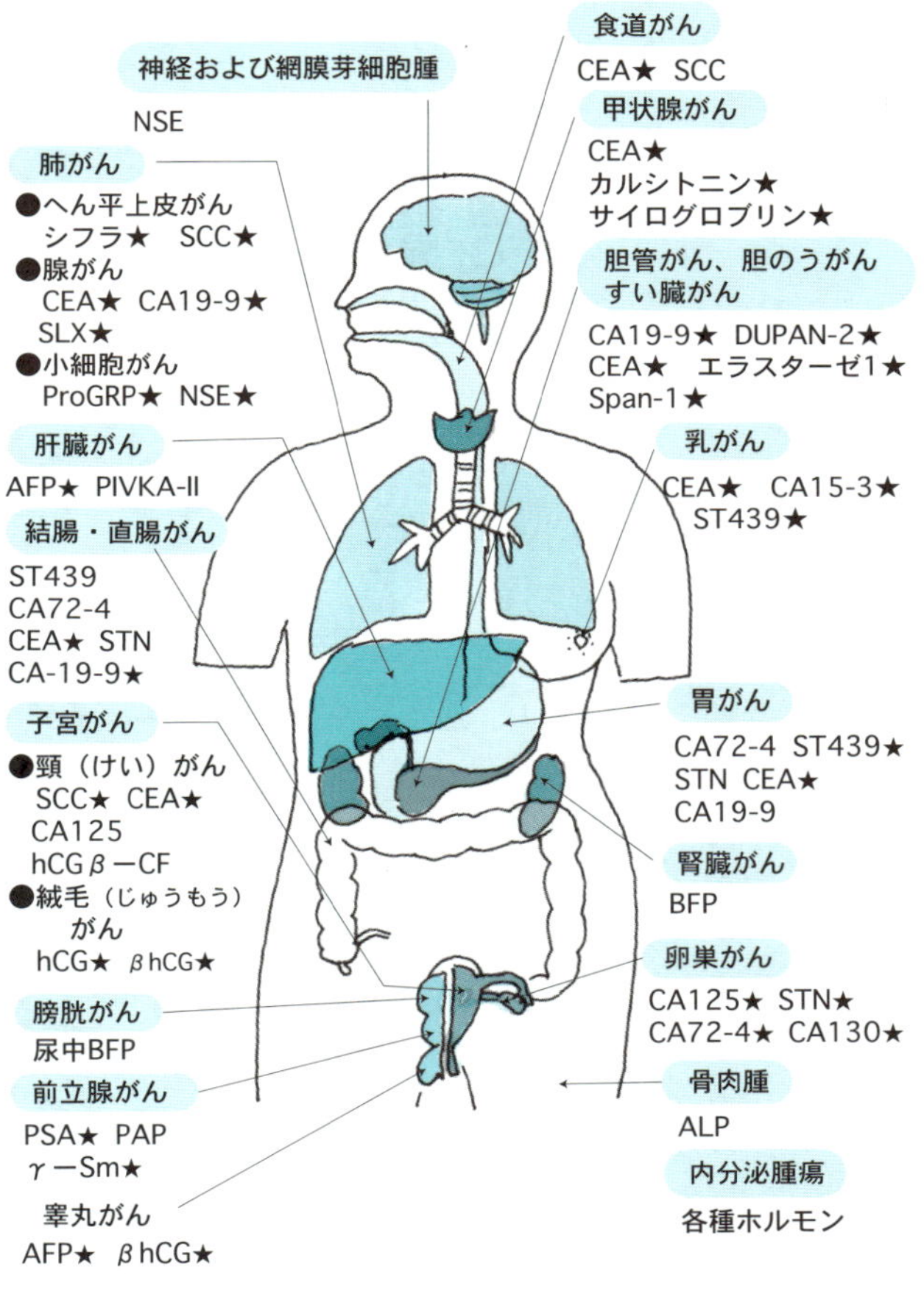

■よく使われている腫瘍マーカーは、図に見られるように30種類ぐらいで、臓器ごとのがんで使い分けます。

AFP・・・特に肝臓がんで使われますが、B型肝炎、肝硬変でもマーカーは上昇します。

CEA・・・胃や大腸など消化器がん一般のほか、乳がんや食道がんなどにも使われます。

CA19-9・膵臓、胆のう、胆管がんなどにも使われます。

PSA・・・前立腺がんのマーカーで、無症状の早期がんを見つけることができるほど精度が高く、また、前立腺肥大など良性腫瘍でも高値になります。

な場合、がんを疑うのです。また肺がんの腫瘍マーカーは喫煙で、前立腺がんの腫瘍マーカーは前立腺肥大症でも数値は上昇しますので、他の検査と組み合わせて使うのが一般的です。

Part 2
8

診断結果が出るまでの日々

がんかどうかの不安を家族はどう支えるか

検査から診断結果が出るまでの過ごし方

検査を受け、診断が確定するまでには、1～2カ月かかるのがふつうです。

その間は、

・告知を受けても理解できるように勉強をしておく。
・治療法が選べるように、情報を集める。
・もしそうだった場合に備えて、さりげなく仕事を整理したり、家の中をかたづける。

といったことをして日々を過ごすのですが、あっという間に日は過ぎて、がんに対して気構えができないままに診断の日を迎えることが多いようです。

その間も家族の支えで、免疫力を高める生活をしてはいかがでしょう。生活習慣病予防にもなるし、がんへの闘いを始めることにもなります。

もし、がんであったとしても、疑いが出てからの時間を無駄には過ごさなかったぞ、と前向きな意識を持つことができます。

血尿が改善せず、膀胱がんの疑いで精密検査が続いた友人は、結果が出るまで1カ月かかると言われ戸惑いました。

「何もしないで待っているのも不安だから、食事療法を始めてみましょう」という娘さんの提案で、すぐに食生活を変え、野菜中心の厳密な食事療法を1カ月続けて検査結果を待ちました。

検査結果はグレーでした。食事療法を継続しながら、また再検査。その結果、つまり2カ月後に、がんの可能性はゼロとなりました。

「2カ月続けた食事療法のせいでがんの増殖を抑えたのか、よくわからないけれど、高血圧はおさまり家族の絆は深まって、よかったよかった」と言います。

くよくよ考えず海外旅行へ

ある夫妻は、検査入院まで1カ月待っているのはつらい、と海外旅行に出かけ、大自然のなかを歩いてきました。

夫はすっかりトレッキングの楽しさにはまり、検査入院を待つあいだに、歩くことを生活のなかに定着させることができました。

検査の結果は初期がんで手術になりました。歩く習慣がついたせいで、手術後もすぐに歩き、回復も早かったと言います。

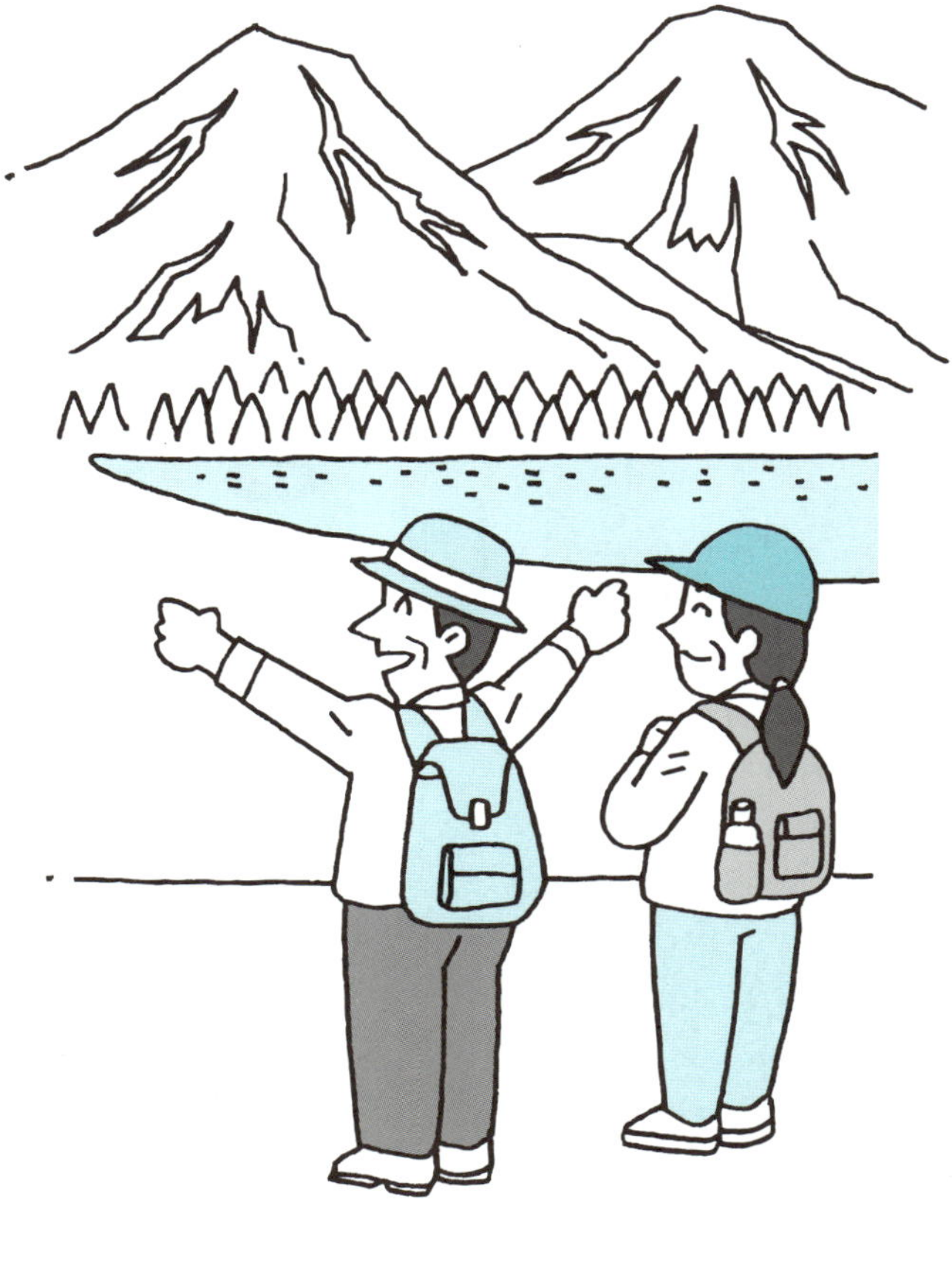

Part 2
9

診断結果を聞く準備

誰と聞くか、どう聞くか、あらかじめ考えておこう

本人ひとりで診断結果を聞きに行かせない

「がんです」と告げられる衝撃は大きなもので、「帰りにどこをどう通って帰ったか記憶にない」と言う方も多いのです。ですから、医師の言うことを正確に理解し、記憶できる方は少ないと思ったほうがいいでしょう。

体のなかの状態を正確に知り、提案された治療法が最善であるか判断しなければならない大切な場面ですから、診断結果を聞くときは、本人のほかに家族が同席して、なにかとフォローしましょう。

夫や妻が患者の場合、夫婦だけで診断を聞きに行く場合が多いのですが、もうひとりの冷静な人、あるいは子や、若い世代の人にも同席してもらいたいものです。なぜかというと、夫婦はショックを同じように受けるので、お互いをサポートできないことが多いからです。

冷静に話を聞き、的確に質問し、メモをとり、医師が書いた図を持ち帰るなどできる、しっかりした人物を同席できるようにしておきましょう。

もうひとりの同席者で理想的なのは医師や看護師ですが、ふだんは交渉のない親族や知り合いの医療従事者に来てもらっても、混乱を招く危険性があります。ともすれば論争になったり、診断を告げ

る側の医師が不快に思う展開になるかもしれないからです。

社会人の子がいる場合は、できるだけ同席してもらいます。最初から参加してもらったほうが、あとの協力もスムーズにしてもらえます。

高齢の親が患者の場合は、親の生活状況をいちばんわかっている子、あるいは告知以後に闘病の手助けができる子が同席しましょう。

親族にふさわしい人間がいない場合、信頼できる友人に同席を頼むこともあります。

医療コーディネーターに頼む

最近では医療側と患者側をつなぐ、**医療コーディネーター**（看護師経験者などで医学知識があり、研修を受けた専門職）に立ち会いを求める人も出てきました。有料（おおむね1時間1万円ぐらいの料金がかかる）ですが、場慣れしていますし、患者が知りたいことや、迷う「ツボ」を心得ていて、医師から聞き出したり、患者側の疑問に答えてくれます。セカンドオピニオンのコーディネートもしてくれます（132ページ参照）。

★参考サイト
［医療コーディネーター］
・日本医療コーディネーター協会（JPMCA）
http://www.jpmca.net/
・楽患ナース
http://nurse.rakkan.net/index_ori.html

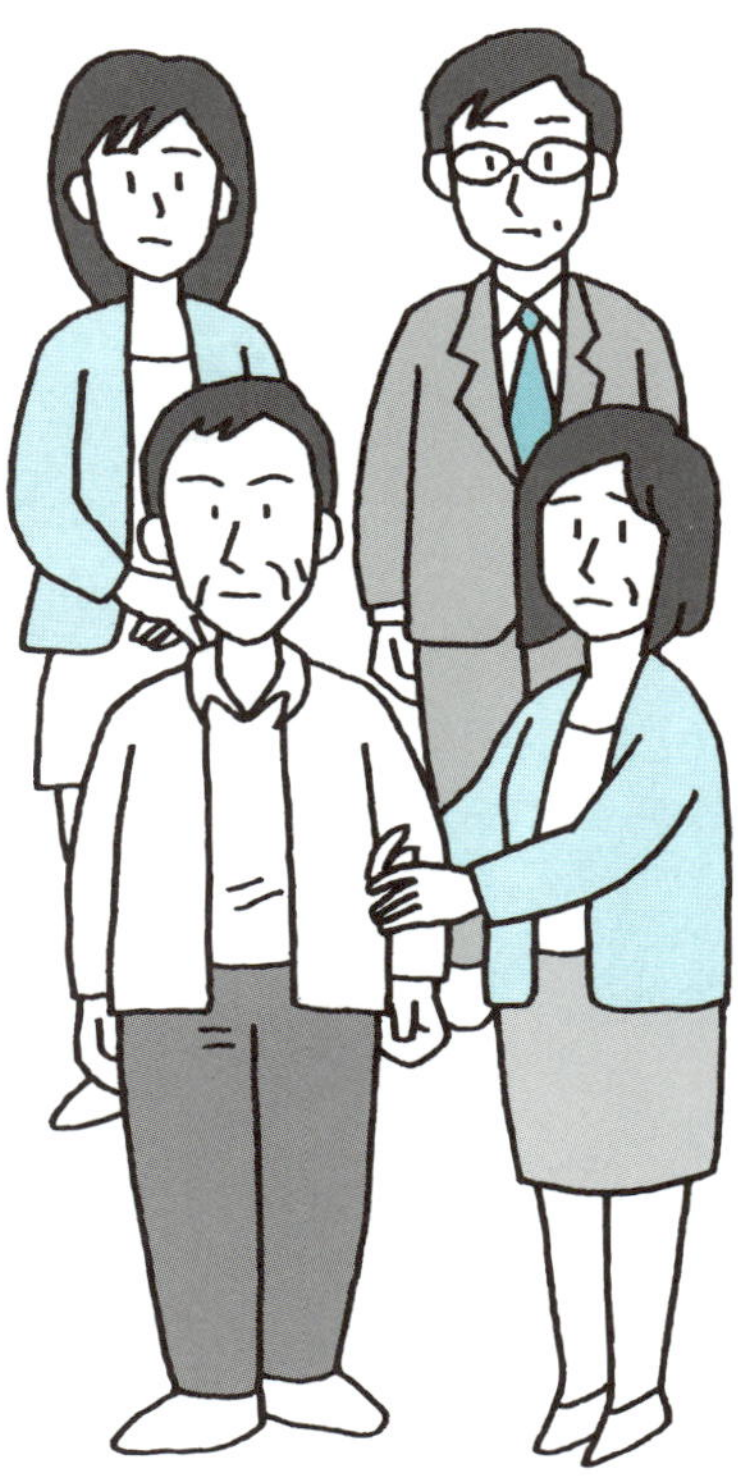
（家族の同席を）

Part 2
10

高齢の親の診断

必ず家族が付き添って説明を受ける

家族同士で共通理解を

近頃の病院では**問診票**（医師が診察の参考にするためのアンケート。病歴やアレルギーのあるなしなどを記入する）に、「正式な診断名」、「がんかどうか」、「現在の状況」、「治療の見通し」について知りたいかどうか、を聞くところも出てきました（病名告知アンケート）。

親ががんの疑いで検査を受ける場合、高齢でがんと告げられたり、治療法の説明を受けるのが負担であるならば、付き添う家族が、次の3点を考慮しなければなりません。

①告知を受けるのか？
②治療法の選択を本人に決めさせるのか？
③その場合、どうやって決めさせるのか？

私の知人の例を紹介しましょう。

認知症で施設に入所している父親に肺がんの疑いが出て、検査するともう末期でした。それらに立ち会った知人（次女）は、本人に告げず、そのまま施設で暮らしていくことを選択しました。

前に別の病気で父親が入院したとき、点滴の針を抜いたり、病室から出ようとしたり、治療ができなかったからです。しかし兄弟から非難の声があがりました。

「治療をしないとはなんたることか、と兄が怒りました。ベッドに拘束しなくては治療できない、と言ってもおさまらないので、病院の先生から話してもらい、ようやく納得してもらいました。しかし、兄との間にしこりを残しました」と知人は話してくれました。

友人の父親は、3カ月ほど施設で暮らし、その後緩和病棟に入り、穏やかに命を全うされました。

このように、本人に代わって家族が、重い判断をしなければならないこともあるのです。

「告知なしで」と頼むときも

この友人の例は、本人が認知症であることがはっきりしているので、比較的判断がしやすかったのですが、認知症の疑いがあったり、高齢で気力や判断力が衰えてきている程度の場合は、本人にがんを告知していいのかどうか迷います。

本人の状態を把握している家族を中心にして親族が話し合って、告知や治療法の選択について話し合っておきましょう。

最近は告知が大前提になっていますから、告知を望まないときは、医療側に、その旨を申し出ておいたほうが安全です。

(診断時に聞いておきたいことのリスト)

がんの種類	
がんの部位	
悪性度（グレード）	
ステージ・進行度	

[ポイント]

◎がんの種類→どんな性質のがんなのか，組織型を把握しておきたい。
たとえば，皮膚や粘膜の表面にある扁平上皮に似た組織のがんは扁平上皮がんと呼ぶなど，多数の型がある。

◎がんの部位→どこから発生したか（原発巣〈げんぱつそう〉），転移したがんか（転移巣〈てんいそう〉）

◎悪性度（グレード）→がんがどんな状況にあるのかをグレードで表現する。

◎ステージ・進行度→がんの広がり，深さ，数などでステージⅠとかⅡとか表現する。それにより治療法が確定する。ただし正確なステージは手術してみなければわからない場合もある（クラスⅠとかⅡというのは、細胞診断の呼び方、クラスⅠは正常。進行度と混同しないようにしよう）。

Part 2
11

告知を望まないときは、あらかじめ伝えておく

がんの告知を受けるかどうか

がんの告知に対する意識

がんの告知が当たり前のようになっている昨今ですが、なかには告知を望まない人がいます。

２００3年に『毎日新聞』が行った調査では、考えさせられる結果が出ています。それによると、治る見込みがある場合は告げてほしい、と答えた人が90％もいました。では、治る見込みがない場合はどうかというと、それでも知らせてほしいという人は73％でした。

ですが、多くの調査でわかっていることとして、次のような結果も判明しています。

それは、自分が患者であれば8割の人は告知を望むのに、家族が患者であれば2割ぐらいしか望まない、ということです。この開きは、がんの告知について実に示唆的です。

それはともかく、がんの告知を望まない人は確実に存在しているのです。もし、がんになって告知を望まないことがはっきりしている場合、そのことを主治医に伝えているかどうか、ご本人に確認しましょう。機会がなくて、伝えていなかったりすることが案外多いのです。

もし伝えていないことが判明したら、家族から伝えてよいかどうかを確かめましょう。

診断結果が出る前に本人の意向を確かめておく

問題は、告知について態度がはっきりしていないケースです。アンケートのように病状によってしてほしい、してほしくない、と答えが逆になるかもしれません。

このような場合は、精密検査の結果が出る前、すなわちがんの宣告があるかもしれない日の前に、もしものことを想定して、意向を聞いておくべきでしょう。

また、医師から事前に打診があるかもしれないので、ぜひ確認をしておきましょう。

ただし、治療の必要性を認識するには、本人が病状を知っておいたほうがよいのは事実です。どうしても本人が告知を受けたくないのであっても、最低限その方の責任者は現実を知っておく必要があります。でないと、あとでトラブルのもとになります。

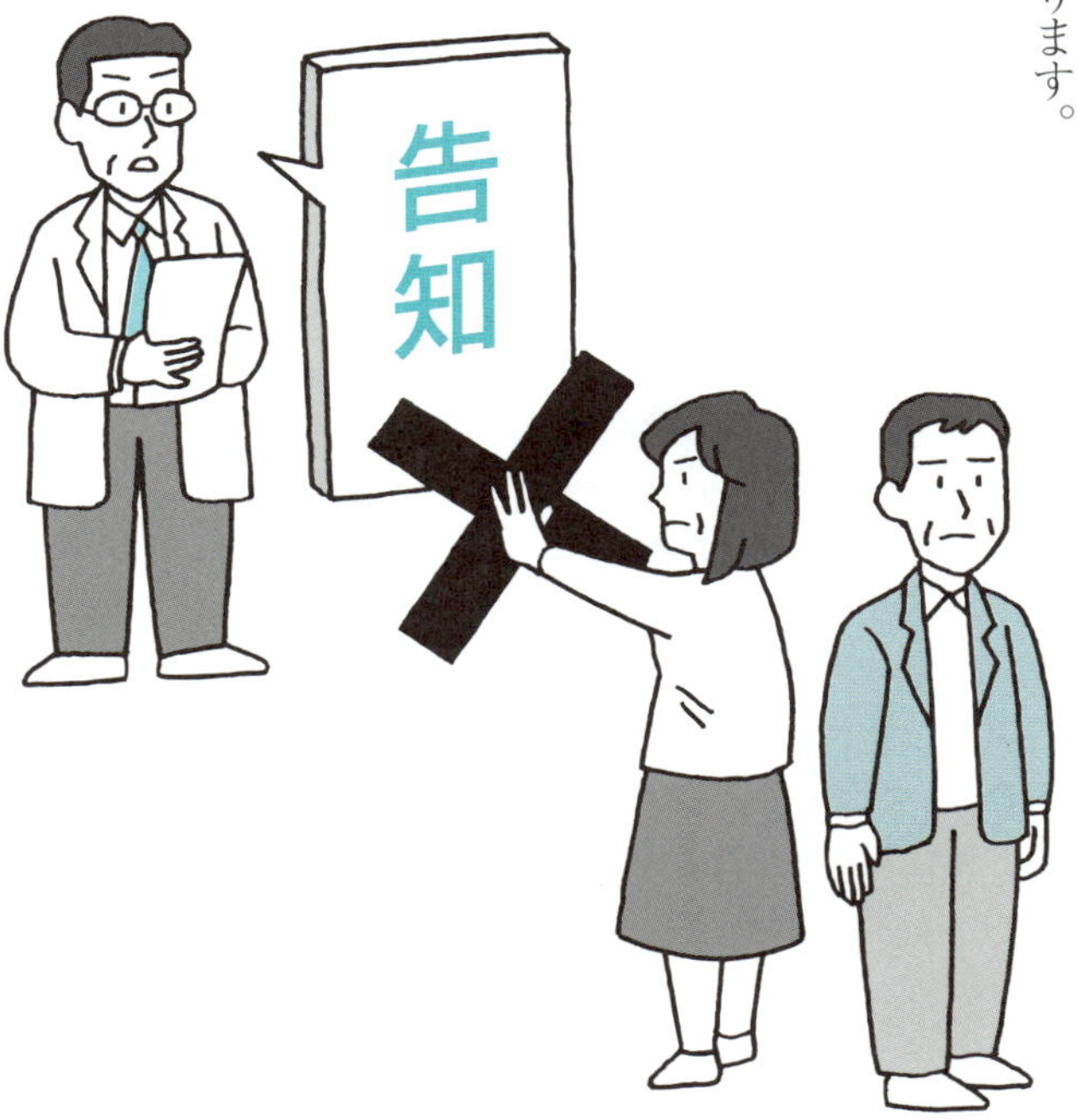

良性腫瘍と悪性腫瘍の違いとは

医師が，がんのことを「悪性腫瘍」というのをお聞きになったことがあるかと思います。腫瘍とは，平たくいえば腫れもののことです。腫れものには良性と悪性があって，前者は一部を除き，一般には生命を脅かすことはありません。後者は，そうでないところが怖いのです。

では，良性腫瘍と悪性腫瘍の決定的な違いはどこにあるのでしょう。それは，拡大の仕方の違いにあるといってよいでしょう。

良性腫瘍は身体のいたるところにできますが，無制限に拡大しないので，周囲の臓器や組織を侵すことはありません。ただ腹腔や頭蓋などスペースが限られた箇所で大きくなると，周囲の臓器や組織を圧迫するなどして機能障害を引き起こすことがあります。そういった場合は，切除するなどの処置が必要になってきます。

良性腫瘍のなかには，将来的にがん化する可能性のあるタイプがあります。大腸ポリープがその代表で，大きさが6ミリを超えると，大きくなるに従ってがん化する率が増大していきます。

悪性腫瘍は，腫瘍を構成している細胞が無制限に増殖して，徐々に周囲の臓器や組織に侵食（医師は浸潤と言います）していき，破壊してしまいます。

進行すれば，がん細胞が血流やリンパ液の流れに乗り，遠く離れた臓器に飛び火して，その臓器も侵食してしまいます。これを転移といいます。遠く離れた臓器に転移することを遠隔転移と言います。

通常，転移は1カ所のみに起こるのではなく，全身に起こります。

画像検査では，たとえ1カ所にしか転移が認められなくとも，微小ながんが全身に広がっていると考えます。こうなると，残念ながら現代医学は及びません。がんの終末の姿が全身への転移といってよいでしょう。

ただ大腸がんなど，比較的おとなしい性質のがんでは，転移が肝臓や肺など，1カ所に限定していることがあります。この場合は根治も可能です。

悪性腫瘍のもうひとつの特徴として，再発があります。治療しても，少しでもがん細胞が残っていると，再び増殖を繰り返して腫瘍が大きくなってくるのです。

以上をまとめると，良性腫瘍と悪性腫瘍の最大の違いは，後者では細胞の無制限な増殖にあって，それに付随して転移・再発が起こるという点にあります。

Part 3

医師から「がん」を告げられたら

Part 3
1

心の準備と勉強

がんの告知が当たり前の時代に家族はどうフォローするか

家族も一緒に心の準備を

かつては「がん」は告知されないことがほとんどでしたが、20年ほど前から欧米のように告知するケースが増え、いまでは告知することが基本となっています。告知が患者本人にどんな影響を及ぼすかは事前にわかりにくいものです。そのことが治療に悪い影響を及ぼすことにならないように、家族としてできることがあります。

告知の方法は、医療機関の方針や医師の個々の考え方などによって違います。細心の心配りをして行うところもあれば、そうでないところもあります。受ける側の性格や心づもりでも、その影響は違ってきます。さまざまな要素に心理的ダメージの度合いは違ってくるので、注意が必要です。

そこでひとつの方法として、診断を受ける前に、すなわちがんの疑いが浮上したときに、「もし深刻な病気だったら、どう伝えてほしい?」と、本人に聞いておくのもよいでしょう。どんな意向かをそれとなく探る意味もあるのですが、そういったことを話し合うことによって、お互いに心の準備ができるのです。

できるなら、がんの疑いが浮上するずっと前から、つまり普段からこういった話をしておくとよいのです。冗談めかして話してもよいでしょう。そのときによって、まるで反対のことを言うかもしれません。そのステップをたくさん踏むことで、病気に対する考え方や死生観が互いに理解できるようになり、がんの告知を受けたとき、具体的にどんなケアをすればよいか、よい考えが浮かぶ土台となります。

納得いくまで医師から説明を聞く

がんになったら誰もが「アタマが真っ白になった」、「放心状態になり、しばらく仕事が手につかなかった」という状態に陥ります。たとえ、初期のがん、十分に治癒を期待できる病期であっても、がんにかかったというショックは大きいのです。

こういうときこそ、家族のサポートが重要な意味合いを持ちます。まず病状の正確な把握です。最近は患者自身に「告知」をする医療機関が多いのですが、その場合、たいていの人はショック状態に陥るので、主治医の説明が理解できていないことのほうが多いのです。

仮に家族同伴で説明を受けたとしても、あとで質問したいことがいっぱい出てきます。そういうときは、主治医にその旨を伝えて、時間をつくってもらうようにしましょう。たいていは応じてくれるはずです。

がんについての基礎的な知識を収集

それに合わせて、当該のがんの概略について基礎的な勉強を始めましょう。インターネットが使えるなら、国立がんセンターの患者向けサイトをはじめ有用なサイト、ホームページがたくさんあります。

ネットでは、がん患者のホームページもたくさんあります。日記形式の闘病記を読むと、治療がどのように経過していったのか、おおよそのプロセスを把握することができるので、これも複数のサイトを読んでおくと役立ちます。

パソコンを使えない人は、図書館に行けば各領域のがんについて解説してある図書も、闘病記の本もありますので、十分に勉強することが可能です。

Part 3
2

告知が行われる条件

医師の都合だけで早急に告知が行われないように注意しよう

告知が行われる4つの条件

がんの告知が行われる際には一定の条件が必要とされています。特に左ページの４つの条件は必須で、家族としても知ってほしいことです。それぞれ補足解説していきます。

医師のなかには、告知することを仕方のない義務、仕事として捉えている人がいます。そういう医医師は、ともすると自身の都合のみで告知をやってしまいがちです。性急に告知が行われた場合、②〜④の条件はたいていおろそかになって、患者に不利益をもたらすことが予想されます。

患者側に告知を受け入れる態勢が整っていないのもよくありません。告知をきっかけに、塞ぎこんでうつ状態になってしまうか、治療に支障が出ることが予想されます。

医師に対する患者の信頼感がなければ、余計な疑心暗鬼がさまざまな場面で生まれがちです。闘病の意欲にも影響してくることです。

告知後は患者の心はおだやかではありません。不安でいっぱいです。それは病状の程度に関わらず起こり得ます。

そのために医師や看護師によるケア、家族のケアも必要になってくるのです。

（告知が行われる条件）

①告知の目的がはっきりしていること。
②患者に受け入れられる能力・態勢ができていること。
③告知を行う医師と患者の間に信頼関係が成立していること。
④告知後に十分なケアが行われること。

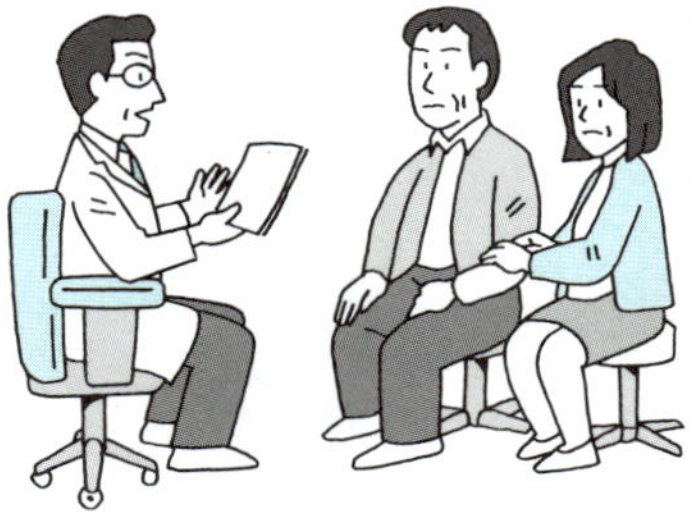

上記の4条件が備わっているか事前にチェックして、条件が整ってから告知に臨むようにしましょう。

がんの告知が「死の告知」にならないように確認を

がん治療は告知抜きにしては行えない……。医師の大多数は「告知」を当然のことと思っています。その理由は、「告知」をしないで抗がん剤や放射線治療などはしにくいということがあるようです。事前説明のインフォームド・コンセント（122ページ参照）が当たり前のように求められるようになり、その一環として捉えている医師もいます。もっともなのですが、このことを楯に「告知」が手続きのようになってしまうと、細かい配慮が欠けるようです。

そこで提言です。がんの告知は同じ告知でも3つに分かれます。治るがんの告知、治りにくい進行がんの告知、治らないがん（末期がん）の告知です。この3つはしばしば一緒にして扱われますが、それぞれの配慮があってしかるべきです。

患者さん自身、そして家族の希望、病院や医師の方針などによってどのような告知が望ましいかは変わってきます。告知前にそのことを三者で、場合によっては患者を外した二者で検討して、告知に臨むべきだと思います。

Part 3
3

告知の際の家族の役割

まず、冷静になることが第一。本人の動揺を鎮め、医師の話を聞こう

冷静に話を聞くことが良い治療の第一歩

がんの告知を受けるときは、誰もが動揺します。それは病状によらないという報告もあります。

治る確率の高い初期がんであっても落ち込む人もいれば、深刻な病期や手のほどこしようのない末期がんであっても落ち込まない人も少なくないのです。どの病期であっても、然るべき治療は受けてもらわなければなりません。たとえば初期がんであれば、病院側もわりと簡単に告知する傾向があります。治る確率が高いと、フォローすれば大丈夫という目算があるのです。しかし、告知されたほうは「がん」という言葉を聞いたとたんに衝撃を受け、その後の医師の「ちゃんと手術をすれば大丈夫ですよ」といった説明が耳に入っていないかもしれません。

こういうときに家族が冷静であれば、その場で担当医に確かめることができます。もし付き添うことができなかった場合は、医師からもらった報告書などをもとにインターネットなどで調べて、病期ごとの治療法や治療成績などを調べることもできます。

仮に深刻な病状であっても、家族が冷静であれば、医師に疑問をぶつけることができます。本人と一緒に動揺してしまっては、聞くべきことを聞けずに、あとであれ

を聞けばよかった、これを聞けばよかったと、次から次へ疑問が出てきがちです。その疑問は、手術か内視鏡による切除か、といった選択肢があるような場合に無用な不安を生む要素となりかねません。また、家族の動揺は患者自身にも伝わって、動揺を大きくしがちです。したがって家族が冷静でいることは、よい治療を受けるための重要な要素なのです。

付き添う家族の役割とは

がんの告知のとき、家族の付き添いを求める医療機関があります。病状によって、それを求めたりする場合もあります。

家族も一緒に話を聞きたいときは、最初から医師にその旨を申し出ること。本人に一通り話が終わってから、「家族にも……」と言われるのは、二度手間です。

いずれにせよ付き添う場合は、役割をはっきりと意識して臨むほうがよいでしょう。

役割とは、大きく分けて2つあります。ひとつは、**患者の精神的な支えとなる**ことです。家族がいてくれるだけで心丈夫だという高齢者は多いものです。なかには、「一緒に来てほしい」ということを家族に伝えきれない人がいますので、その気配を感じたら、家族のほうから付き添いを申し出て、意向を確認しましょう。

付き添う家族のもうひとつの役割とは、**医師の説明を聞く**ということです。病状がどれほどなのか、治療方針はどのようなものがあるのか、患者は不安な心持ちでその場に臨んでいるのですから、一度だけ説明を聞いても理解するのは難しいものです。高齢者であればなおさらです。ですから家族は、医師の説明をよく聞き、疑問が生じたら質問をするようにします。ノートをとりながら説明を聞いてもよいですし、事前にことわって録音させてもらってもよいでしょう。また、あとで疑問が生じたら追加で質問をしてよいか打診をしておきましょう。心やすく了承してくれるはずです。医師も、患者自身より家族に話しやすいことがあり協力を求めるかもしれません。それに応ずることも、家族としての重要な役割です。

Part 3

4

余命告知に注意

不用意な余命告知をしないよう、医師に要望を伝えておこう

罹患の告知と余命告知は別もの

がんの告知が普通に行われるようになった昨今ですが、無神経に「**余命告知**」が行われることがあり、注意を要します。

Aさん（75歳）は大腸がんが見つかり、告知を受けました。告知は本人も了承していたのですが、主治医は「肝臓や肺への遠隔転移もあり、治癒は望めない病状です」と言って、「残念ですが、いわゆる末期で、持っても7～8カ月ぐらいでしょう」と続けたのです。

Aさんはこれに大きなショックを受けて、うつ状態に陥ってしまいました。まったく無神経と言わざるを得ません。

「罹患の告知」と「余命告知」は別もので、それぞれ細心の気遣いと準備を経て行われなければなりません。患者自身もその家族も、心の準備が必要で、唐突に余命を告げられたら驚愕するのは当たり前です。

余命告知にメリットなし

がんの告知が普通に行われるようになった背景には、治療がやりやすくなる、家族や医療スタッフがごまかさずにすむなどのメリットがあるからなのですが、余命告知は特別の事情がないかぎり、メリットはありません。

特別な事情とは、本人が強く希

望する場合です。仕事の引き継ぎをしなければならない、公私にわたって整理をしなければならないことがある、といったようなケースでは忖度されるべきかもしれません。そのような場合は、通常は家族も事情を察知しているものです。

したがって、患者自身にその強い希望がない場合は、医師と相談をして、不用意な余命告知が行われないように要望を出しておくのは、とても大切なことだと思います。

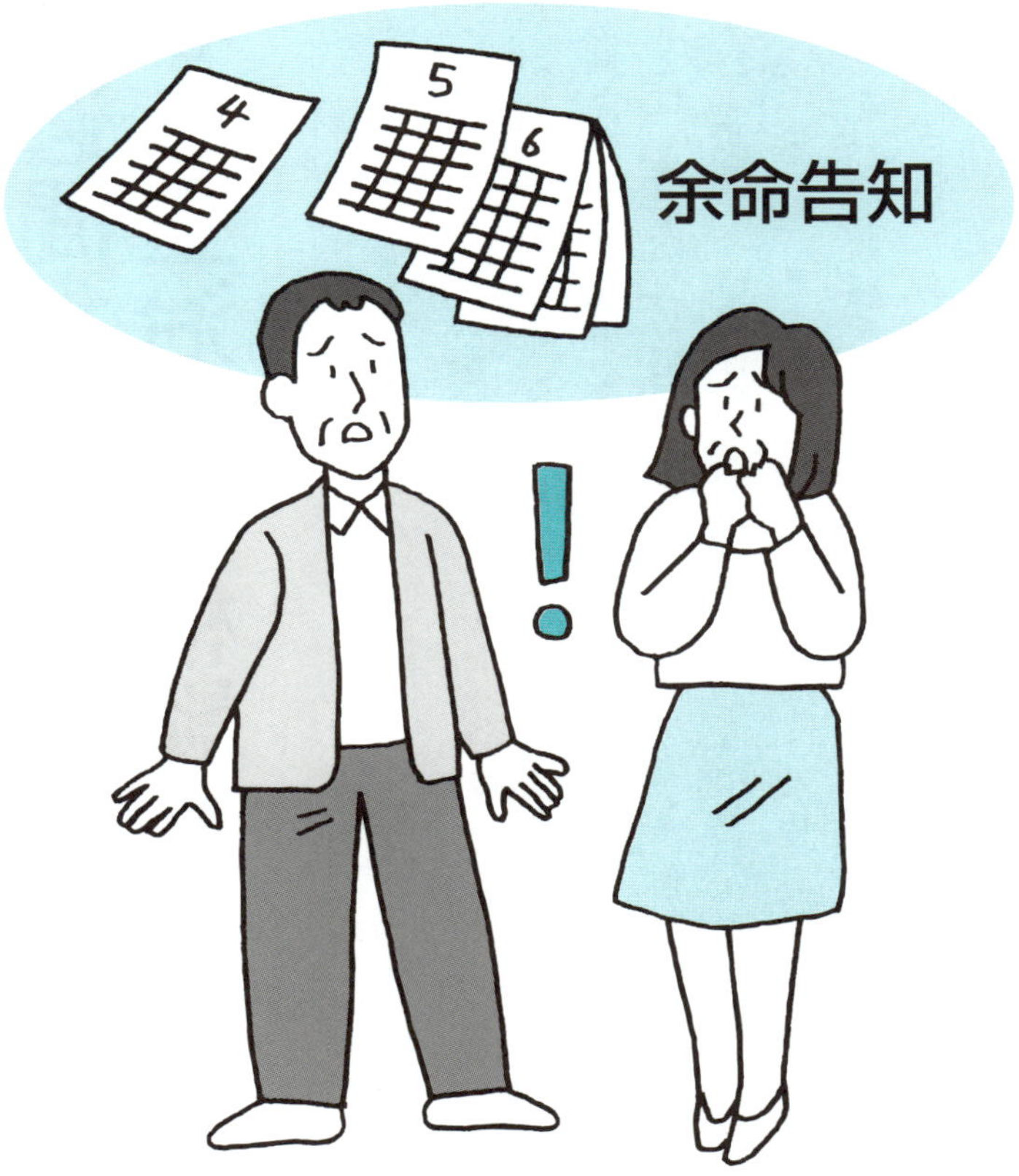

Part 3
5

告知後の心の変化

告知から2週間たっても塞ぎ込んでいる状態なら主治医に相談を

がんの告知を受けた患者は大きなショックを受けますが、大半は徐々に立ち直っていきます。左ページのような、心の変化の様を知っておくと対応に役立ちます。

こうしたステップを順調に踏んでいくのであれば、闘病の意欲がわくようになり、病状に応じた治療に応ずるようになりますが、なかにはショックから立ち直れない人もいます。生活に支障を来す状態であれば「**適応障害**」という診断がつきます。軽度のうつといってよいでしょう。これが長引くようであれば、いわゆる「**うつ病**」と診断されます。調査によれば、日本では、適応障害の出現する確率は25～30％、うつ病は5～10％ぐらいになっています。

告知から2週間経っても、塞ぎ込んでいる様子があれば主治医とも相談して受診の機会が遅れないようにしたほうがよいでしょう。

左ページの表に示した第1相から第3相へ推移していくとき、家族や友人のケアの仕方によってショックや不安は緩和されることもありますが、患者の体調や心理状態によっても、推移の仕方は変わってくるかもしれません。要はがんを受け入れて、闘病に意欲を持つようになってくれることが肝心なのです。医師はカウンセリングを中心に対応しますが、場合によっては抗不安薬などの薬物療法を行うこともあります。

（がんとわかってからの心の変化）

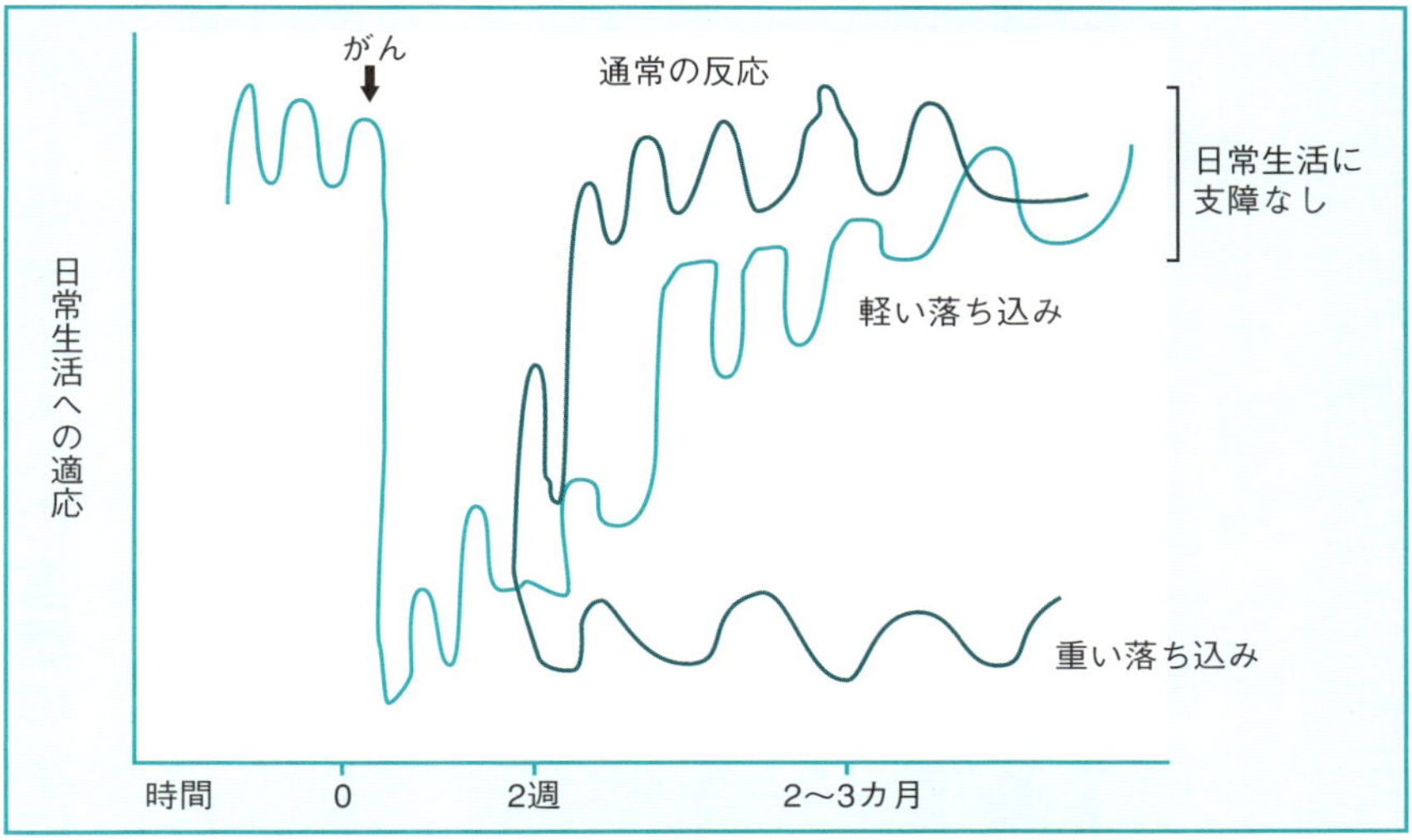

多くの患者は，見かけ上，日常生活に支障を来さない範囲に2週間以内で回復する。一部は，適応障害に相当する軽い落ち込みを経験し，5%程度うつ病に相当する重い落ち込みを経験する。

資料提供：国立がんセンター東病院臨床開発センター・内富庸介氏

（がんという診断に対する通常反応）

	症状	期間
第１相：初期反応	「アタマが真っ白になった」というショック、「がんになるはずがない」という否認、「間違いではないか」という疑心暗鬼、「もうダメだ」という絶望感。	告知から２〜３日
第2相：不快	不安でいっぱいになる、塞ぎ込む、何をするにもうつろになるなどの精神的動揺。食欲不振、不眠など身体的動揺が起こり、告知前と比べて生活態度が一変。日常生活が不活発になる。	第１相後、告知から１〜２週間後に起こることが多い
第3相：適応	がんであることを咀嚼して受け入れようとする。がんと向き合う、適応しようとする。新しい情報への適応、現実的問題への直面、楽観的見方ができるようになる、活動の再開・開始。	告知から２週間以降

『サイコ・オンコロジー』（メディサイエンス社刊）を参考に作成

Part 3
6

患者本人への言葉のかけ方

がんを受容しきれていない段階で安易な励ましをしない

「頑張ろうよ」の一言にも注意を

告知後に患者の気持ちは落ち込むこと、がんであることを受容するまでには第1相～第3相の3段階のステップを踏むことが多いことはご理解いただけたかと思います。この段階で、家族あるいは友人として気をつけることがいくつかあります。

ごく初期のがんであれば、落ち込みはそう深刻ではないかもしれませんが、進行したがんであれば動揺は大きくなります。

こういうときには**安易な励ましをしない**ことです。まだ患者自身ががんであることを受容しきれていない段階で、「頑張ろうよ」と激励しても、有効ではありません。受け入れられないばかりか、不信感を生む結果になりかねません。また「そうだよね、がんなんて絶対違うよ」などとおもねるのもよくありません。

告知後の患者心理をよく理解する

患者の心理、それを見守る家族（友人）の心理もひとくくりにして論じることはできません。だからこそ、告知後に起こる典型的な患者心理の変遷を理解する意味があるのです。

第1相～第3相ごとに、患者の立ち直りに有利に作用するような言動を心がけるようにしましょう。なかなか難しいことですが、患者が「がん」という事実に立ち向かっているように、家族（友人）も、その事実に立ち向かって、患者に向かってどんな言葉をかければよいのか、一生懸命考えてみてください。その気持ちがあれば、それにふさわしい言葉が見つかると思います。

それが、あなただけにしかできないケアになるはずです。

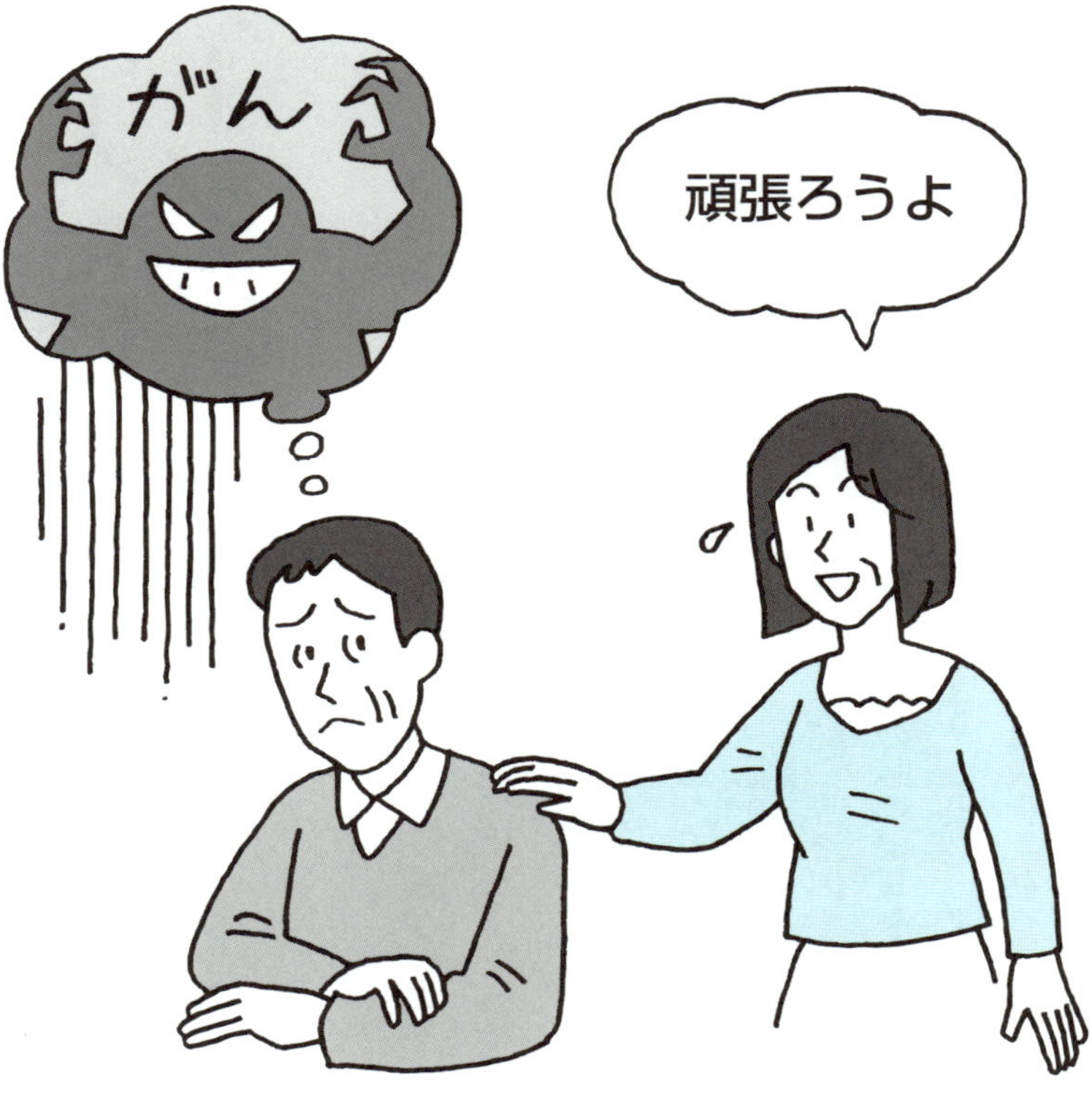

Part 3 7

家族は「第二の患者」
告知後は、本人だけでなく家族もダメージを受ける

妻の病気に対する夫の不健康な対応

がん告知後（初期のがん以外）患者も家族も、憂鬱になったり、時に絶望的になるのは自然なことです。夫や妻が患者なら、伴侶にはこれからの生活への不安や恐怖が襲います。告知されたのが子どもなら、親のショックは大きなものです。患者のためにしっかりしなくては、と思いながらも、ついつい落ち込む家族ですが、なるべく早くに立ち直りたいものです。

知人の53歳の女性は大学教授でしたが、初期の大腸がんの告知を受けたあとすぐに、大学を辞めてしまいました。「ストレスが大きい仕事はダメだと、夫に言われたので……」ということでした。

手術後、元気に職場復帰している人が多いし、元気になれば大学を辞めたことを後悔するのではと思い、「もったいない。もっと後で落ち着いてから決めたほうがいいんじゃないですか？」と言うと、「私は辞めたくないけど、夫がノイローゼ気味で、仕方ないの」という答えが返ってきました。

これは、妻の病気に対して夫が過剰な心配をした例ですが、反対に、病気の話には耳をふさぎ、妻を孤立させる夫もいます。これでは患者の闘病意欲をそいでしまいます。妻に生活のすべてを依存している男性も少なくありません

が、いざ自分が支え役にまわると、心配し過ぎか、逃げて妻を孤立させるという、困った行動をとりがちです。

この点を重く見て、「１・２の３で温泉に入る会」では分科会として「家族の会」をつくりました（会長・逸見晴恵）。家族の会は、〝がんの妻を夫がどう支えるか〟を中心に家族の役割を学び合っていくのが目的です。

患者が家族を拒絶することも

患者のほうも心が揺れ動き、「病院に来ないで！」と家族を拒絶したり、よそよそしく秘密主義になったりして、家族が傷つくということがあります。

これは、がんと向きあうことで、自分がどんなに家族に依存しているかに気づいて、愛情を求める自分の状況に不安が湧き、「誰も必要としていない」という態度を取ることで、不安に対処しようとしているのです。

告知後は家族だからこそ、いたたまれずに思いをぶつけ合うこともある、と覚えておきましょう。

がんを受け入れ前向きに進むようになるには、家族の間にある程度の混乱もあるのだ、と知っておくことが大切です。

感情をぶつけ合ったり、口論したりしながら、家族のなかに新しい強い絆ができていきます。対立しても引きずらずにいることを心がけましょう。

■「１・２の３で温泉に入る会」東京支部連絡先
東京都世田谷区桜上水5-21-6
TEL 03-3302-6734
福田志津江

【家族の会】

●活動目標
①会員相互の交流、親睦を図り励まし合う
②会員相互の情報を交換し、がんについての学習を深める
③がんについてのイベントに参加する
④その他、会員が元気を得るための活動を行う

●事務局（問い合わせ先）
小金井市前原町2-13-4（菅又基紀）
E-Mail:123-kazoku@icom.home.ne.jp

Part 3
8

コミュニケーションの取り方

家族は患者の感情的になる傾向をさりげなく受け入れる

本人の納得を大切に

がんと闘う患者は、「自分の意思を持ち、自分の気持ちや要求に敏感になることが必要」と、がん専門の心理療法家ステファニー・M・サイモントンは言います。

それはなぜか、と言うと、「抑圧された感情はうつ状態を引き起こしやすく、免疫系を低下させる」（『がんを癒す家族』創元社より）からです。

それまで、人を喜ばすための犠牲的な生き方をしてきた母親も、会社で我慢を重ねてきた父親も、がんとわかったなら、自分の意思を前面に出して医師や治療法を選び、日常生活も自分の納得するように変えていくのが、がん克服の近道なのです。

本人がこれまでの生き方や生活を見直して、変えようとしたら、家族はそっと支えましょう。

無理だなと思うやり方でも、本人が気づくまであまり口を挟まないようにし、本人が納得してやり方を変えるまで待つ姿勢が大切です。

表に感情を出すことを肯定する

急激な変化に、家族の間に感情的なきしみが出るかもしれません。

いままで温和だったのに、怒りをぶつけてきたり、わがままになったり。ときには非難の応酬になることも出てきます。

ですが、家族への怒りはがんになった怒りの代理戦争ですから、やんわりと受け止めたいものです。感情を出すのはいいことだ、と家族がわかっていれば、混乱期を楽に越えられるはずです。

高圧的だった父親が弱みを見せたり、献身的な母親がわがままになったり。家族関係が変わってくることもあります。

しかし、そこを通り過ぎて、緊張のないフランクな家族になっていけば、感情をのびのび発揮できて免疫力もアップします。

変化を恐れず、思いやりを忘れずにコミュニケーションを取りましょう。

支える側とはいえ、家族は無理をしたり萎縮しないようにしましょう。

患者から怒りをぶつけられたら、「そんなふうに言われると辛い」などと、自分の感情も出すようにします。

〈参考〉サイモントン療法

たとえば白血球ががん細胞を攻撃しているところを繰り返しイメージするなどで、がん症状の改善を図るイメージ療法。ステファニーは放射線科腫瘍医のカール・サイモントンとともにサイモントン療法を編み出した。

Part 4

納得した治療を受けてもらうために

Part 4
1

インフォームド・コンセント

がん医療では特に大事な、医師からの説明と患者の同意

インフォームド・コンセントとは

十数年ほど前から、医療の現場では「**インフォームド・コンセント（IC）**」という言葉が盛んに使われるようになってきました。

「説明と同意」というような訳が当てられていますが、どんな医療をするか事前にちゃんと説明をして、患者の同意を得て進める、というものです。がん医療では特に大事だとされています。

がん告知と不即不離の関係

その背景には、かつては患者にほとんど説明をしないまま治療を進めていた、という事実がありま);す。インフォームド・コンセントの前提には告知があり、告知がほとんどなされていない頃は、治療方針や治療法は医師任せでした。

ところが告知、インフォームド・コンセントがなされてないと、患者は医師や家族に対して疑心暗鬼になる、それが嵩じると闘病するという意志が減弱する、予後（治療後の経過）にいい影響を及ぼさない、という悪循環が起こりがちになるなどの影響があることがはっきりしてきました。

たとえば、抗がん剤治療で倦怠感や食欲不振などの副作用が出ることは少なくありませんが、それを続けるにはインフォームド・コンセントが不可欠、という考え方

治療法を聞くときのポイント

1. まずは医師が勧める治療法を聞こう
医師が最善とする治療法から聞き，その理解を深めるのが効率的。

2. なんのために
根治（がんがなくなること）を目指すのか。がんの勢いを抑えるためか，などをハッキリ理解する。

3. 治療にかかる期間や費用
30日間通う放射線治療や，１週間の入院の手術までさまざま。費用も幅があるので確かめたい。

4. 危険性，副作用，後遺症
治療法のリスクについての説明を受けよう。根治はできたが生活の質が落ち失意のなかに暮らす，と想像すると，治療法の選択も変わってくる場合がある。

5. 治療後の生活について
仕事に復帰できるか。暮らし方が変わるかを聞き，３と合わせて判断の目安にする。

6. ほかの治療があるか
次善の治療法があるかを聞き，メリットとデメリットを聞こう。

7. 今後の検査や治療
治療後に，抗がん剤などの治療が必要なのか。どんな検査がどれくらいの間隔で必要か理解しておきたい。

8. 疑問があればできるだけ質問するが，結論は出さない
そのとき返事せず，何日かかけて考えること。


が主流となってきたのです。

治癒の希望があると、多少の副作用があっても治療を継続しよう、という気持ちを維持することができる、とする考え方です。何らかの事情があって告知をしない場合は、そのような面をカバーするケアをして補っていかなければなりません。

がん告知とインフォームド・コンセントは、不即不離の関係であることを理解しておきましょう。

Part 4
2

がんの進行度を知る

初期がんか進行がんかによって治療方針は違ってくる

がんの進行度はⅠ～Ⅳ期に分けられる

がんが存在することが確実になったら、患者としてはがんの**進行度**を知っておかなければなりません。それによって治療方針が違ってくるからです。

進行度は、通常Ⅰ～Ⅳ期の4段階に分けます。これを**病期**（**ステージ**）と言います。

Ⅰ期といえば、通常は初期のがんとして捉えてよいでしょう。Ⅰ期よりも前の段階のがんとして0期を加えるがんもあります。子宮頸がんが代表的です。

どのがんでも、がんが進行するに従ってⅡ期、Ⅲ期と段階が上がっていきます。医師が患者に検査結果を伝えるとき「あなたはⅠ期（ステージⅠ）のがんです」というような言い方をすることがあります。何期までが初期がんかは、がんの種類によって違います。

がんの病期はどう決められるのか

一般には、がんの大きさ、個数、深達度（深さ）、がん細胞の悪性度、リンパ節への転移の有無、遠く離れた臓器への転移の有無などによって、病期は決まります。画像検査などの検査結果で暫定的に決めておいて、手術をして肉眼的に確かめ、次に組織をとって顕微鏡で調べる病理検査をして、正式な病期が出ることになります。リンパ節を取って調べたら、がんがそこに転移していて、Ⅱ期からⅢ期になったというようなことはよくあることです。

初期のがんであることがはっきりしたら、がんを全部取り切る公算が強いとして手術を選択します。

放射線治療をすることもあります。進行がんでも根治が狙える場合も同様ですが、根治療法が困難な場合、通常は抗がん剤などを使った治療法が選ばれます。

（がんの進行度の例―卵巣がんの臨床進行期分類）

Ⅰ期	卵巣内に限局
Ⅱ期	がんが一側または両側の卵巣に存在し，さらに骨盤内への進展を認める
Ⅲ期	がんが一側または両側の卵巣に存在し，さらに骨盤外の腹膜播種ならびに，後腹膜または鼠径部のリンパ節転移を認める
Ⅳ期	がんが一側または両側の卵巣に存在し，遠隔転移を伴う

出典：『全がん治療ガイド』（帯津良一氏監修／イースト・プレス刊）

Part 4 3

治療法についての説明

医師が説明する方針が、標準的治療法なのかどうかを確認する

標準的な治療法でない場合は理由を聞く

告知のあと、治療方針について説明があります。そこでやるべきことは、それが**標準治療**か、あるいは標準的な治療法ではないのかの確認です。

「標準治療」の定義ですが、現在行われている治療の中で「最善の治療法」というふうに解釈してください。

「それは標準治療ですか?」と率直にお尋ねになるほうがよいでしょう。

標準治療であれば、疑問点について聞きます。その場でもよいし、後日でもかまいません。もし標準治療でない、という答えでしたら、なぜそうでないのか、を尋ねて、その理由を確認します。

一般に標準治療は、早期がん、初期のがんでは確立していることが多く、施設間格差、病院による差はほとんどないといってよいかと思います。標準治療とはいかないまでも、それに準ずる標準的な治療法がある場合が多いのです。

もしこのステージ=病期で標準治療を採らないのであれば、大いに疑問です。なぜ標準治療を選択しないかを訊き、納得ができなければ病院を替えることを考慮すべきかもしれません。

進行がんのケース

これに対し進行がんでは、標準治療が確立していないことが多く、施設によって治療方針が違うことがよくあります。その場合、すべての選択肢について説明をしてもらい、なぜその治療法にしたのか、聞きましょう。

この場合、一度説明を受けただけでは、主治医の判断が妥当なのかはわからない場合が多いと思います。最近は患者向けに、各領域のがんの診療ガイドラインが公表されています。

ネットでは厚生労働省の補助金で運営されている「Minds」でも公開されているので、事前に読んでおくととても役に立ちます。

（６ステップからなる悪い知らせを伝える方法）

ステップ１
告知内容の伝達にふさわしい環境をつくる。

↓

ステップ２
患者が病気について，どこまで知っているかを見きわめる。

↓

ステップ３
患者がどの程度の情報を望んでいるかを見きわめる。

↓

ステップ４
患者と家族に情報を開示する。

↓

ステップ５
告知内容に対する患者の反応に，共感的，探索的，承認的な発言を使って対処する。

↓

ステップ６
治療方針をつくり，治療計画を簡単に伝える。

＊ W.F. ベイル『がん患者に「悪い知らせ」を伝える１つのガイドライン』より

Part 4

4

治療法の理解

説明された治療方針が妥当かどうかわからないときは誰に聞くか？

再度、主治医の説明を求める

医師より治療方針について説明を受けて、それが妥当かどうか理解できないことがよくあります。前項であげた「Minds」で紹介されている診療ガイドラインも、決してやさしい記述ばかりではありません。本で調べるとしても、限界があるかもしれません。

そのようなときはどうしたらよいでしょうか。

まずは主治医に再度、説明をお願いしてみましょう。

「自分の理解力ではわからないことがある」

と素直に話し、

「なぜその治療法になったたか、わかるように説明をしてください」

と申し出ましょう。心ある医師であれば、それくらいのことで機嫌を損ねることはありません。

患者会に相談する

もし主治医に再度の説明を頼みにくいのであれば、**患者会**に相談するのもひとつの方法です。患者会への相談は会員であることが前提となっていますので、手続きをすませて相談しましょう。

患者会は、「○△乳がんの会」というように特定のがんに限定したものもあれば、すべてのがんを対象（がん全般）としている場合もあります。全国組織もあれば地域に絞っている場合もあります。

相談方法も、対面を原則としているもの、電話やメール、FAXでもよいものなど、さまざまですので、その点も確認して入会するようにしましょう。先輩患者が懇切丁寧に答えてくれるでしょう。

ネット上のML（メーリングリスト）は、医師や医療スタッフが参加しているものもあり、相談機能を持っています。匿名でも参加可能です。

患者会やMLなど、それぞれの特性を理解して相談するようにしましょう。

（患者会は心の支えになる）

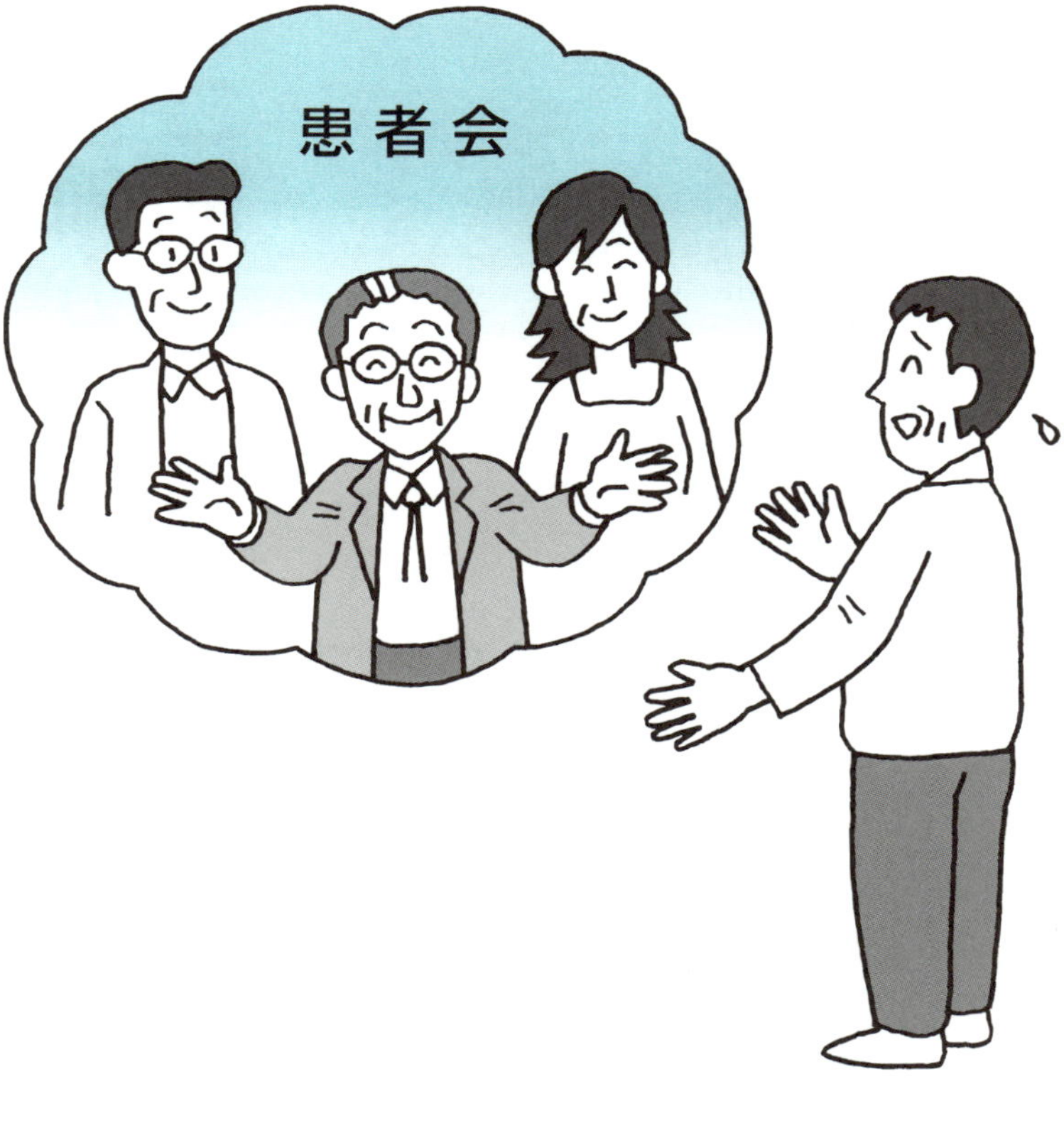

Part 4 5

セカンドオピニオン

主治医以外の医師からも説明を受けるセカンドオピニオンのとり方

セカンドオピニオンをどの医師に頼むか

医師から病状や治療方針について説明を受けて理解できないことがあります。そのとき別の医師から意見を聞くことを、「**セカンドオピニオンをとる**」と言います。

患者がセカンドオピニオンをとるのは、治療方針に選択肢があって、主治医の意見とは別に、他の医師の意見を聞いてみたい、というときが多いようです。

セカンドオピニオンをとるとすれば、どの医師の意見を聞くべきなのでしょうか。もちろん客観的な意見を言ってくれる医師がよいわけですが、選び方にはいくつかの方法があります。

①主治医と同じ診療科の他院の医師に聞く……外科医なら外科医、内科医なら内科医という具合です。

②主治医と違う診療科の他院の医師に聞く……主治医が外科医なら内科医や放射線科医という具合です。

いずれの場合も、主治医もセカンドオピニオン医も同じ大学の医学部、医科大学の出身でないほうがよいとされています。学閥のつながりがあると、セカンドオピニオン医が主治医に遠慮をして、客観的な意見を言わないことがあるからとされています。

いまではあまりないことと思われますが、一応念のため、同じ学閥の医師は避けたほうがよいでしょう。

セカンドオピニオンを探すには、知識がない場合は、「**セカンドオピニオン外来**」を設けている医療施設がありますので、そこに当たる方法があります。

主治医の了解をとって準備を

セカンドオピニオンをとるとき、準備しなければいけないものがあります。

ひとつは、現在の主治医から発行してもらう**診療情報**です。診断の経緯や治療方針（場合によってはこれまで行った治療）などを書いた報告書です。「**紹介状**」ということもあります。

治療方針を決める根拠となったCTやMRI（90ページ参照）などの検査画像、検査情報ももらわなければなりません。これを受け取らないと、セカンドオピニオン医は客観的な意見を述べることは難しくなります。

したがって現在の主治医に対して、セカンドオピニオンをとる旨を伝えて、了承をしてもらわなければなりません。

黙って行うことはあまり勧められません。なぜなら、セカンドオピニオンをとる医療施設では、原則的に検査をやり直すわけではないからです。

主治医の了承を得たうえで「報告書をいただけませんか」と頼むとよいでしょう。

セカンドオピニオンをとることは患者の当然の権利で、今日にあっては、そのことはたいていの医師が理解をしています。拒否されることはないかと思いますが、なかには否定的な医師がいるかもしれません。その場合は、医療施設を替えることを考慮すべきかもしれません。

用意するふたつめのものは、**質問表**です。セカンドオピニオン医に渡してもよいですし、自身の備忘録としてもよいのです。せっかくの機会ですから、有効に活用するためには聞きたいことをはっきりさせておきましょう。

Part 4
6

ひとりで不安なときの対応

セカンドオピニオンのサポートを医療コーディネーターに頼もう

医療コーディネーターが一緒なら心強い

セカンドオピニオンをとるとき、がん医療に詳しい人が同席してくれたらどんなに心強いことでしょう。実はその役割を有料で担う人がいます。**医療コーディネーター**と呼ばれる人たちです（97ページ参照）。医療現場で一定の経験を積んだ人がコーディネーターとなるのが一般的で、看護師の経験を持つ人が多いようです。

医療コーディネーターの業務は、医療の支援です。患者が納得のいく医療を受けるために相談に乗ったり、支援を行います。その一環としてセカンドオピニオンの支援も行っているのです。

どのようなサポートを頼むか

たとえば主治医にセカンドオピニオンをとることを伝えるとき、どのように伝えるか自信がないような場合、主治医から紹介状を書いてもらうのに抵抗があって、ひとりでは切り出せないような場合などに同席を求めることができます。

主治医との関係を良好に保つことは患者にとっても重要です。そうするためにいろいろなアドバイスをしてくれ、実際に同席して、必要であれば補足をしてくれます。

セカンドオピニオン医に会うときに、医療コーディネーターに同席してもらうこともできます。質問することについて事前に相談することも可能です。その前段として、必要があれば、どう病気と向き合っていくか、アドバイスをしてくれるかもしれません。事前に患者や家族と面談し、支援をするためには何が必要かという判断もします。

医療コーディネーターを頼む場合は、主治医との関係がこじれてからではよくありません。費用は時間制で数千円から数万円の範囲が多いようです。

（心強い存在の医療コーディネーター）

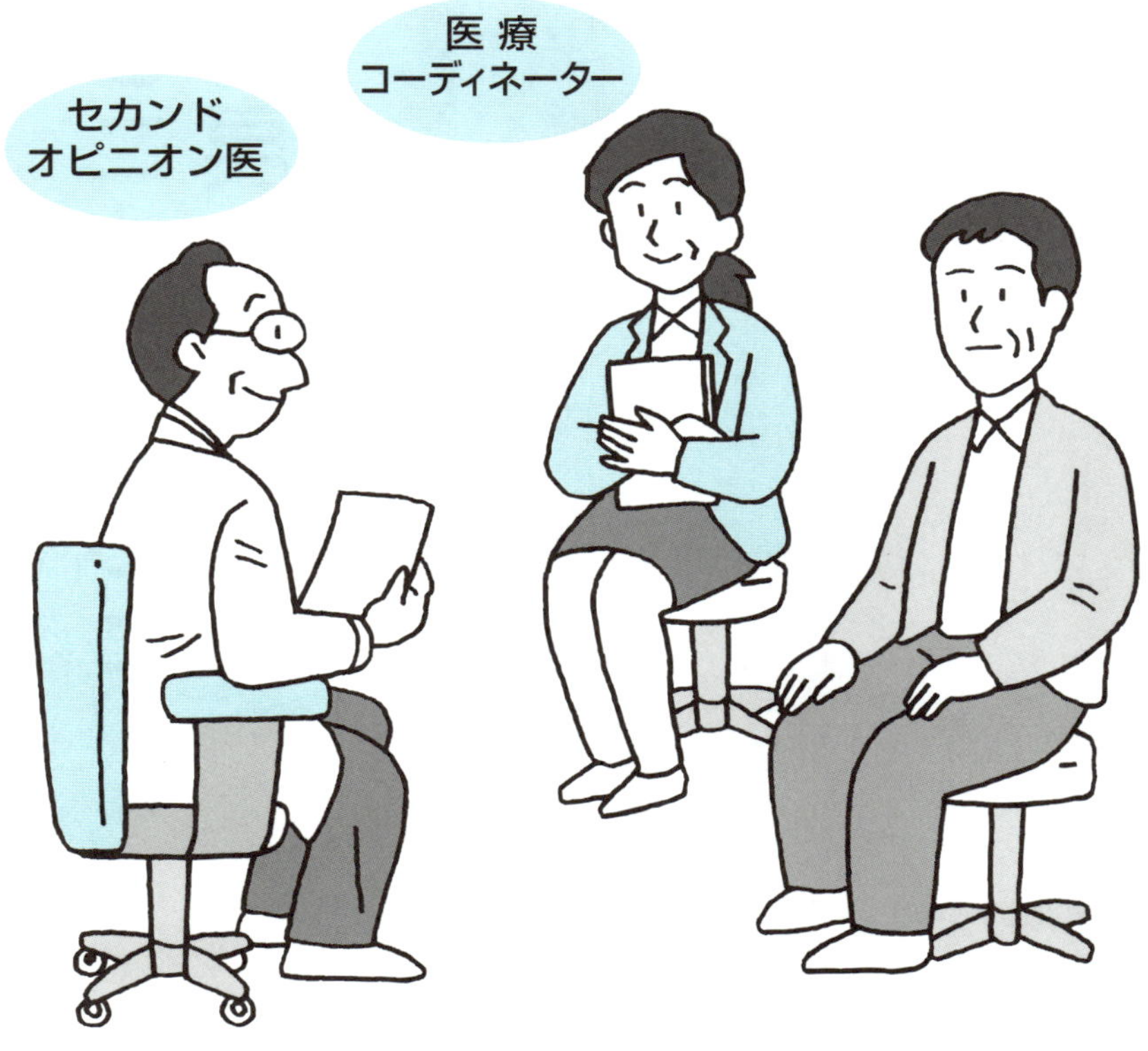
医療
コーディネーター
セカンド
オピニオン医

Part 4
7

主治医との関係

セカンドオピニオンのあと、もとの病院に戻るかどうか

主治医が下した結果と同じケース

セカンドオピニオンで、主治医と同じ診断や治療方針が出たら、ホッとするはずです。主治医のもとに帰り、セカンドオピニオンの結果を伝えて、当初の治療を進めてもらうようにしましょう。

主治医が機嫌を損ねているのではないか、戻ってもよいのかと気兼ねする人がいますが、セカンドオピニオンを了解してくれた医師であれば、快く迎えてくれるはずです。

主治医が下した結果と異なるケース

もしセカンドオピニオン医の意見が主治医と違う場合は、どうすべきでしょうか。

原則としては主治医のもとに帰って、再度意見を求めるのがよいかと思います。特に医療機関の少ない地域においてはそうすべきでしょう。セカンドオピニオンを踏まえたうえで、主治医の対応がどのようなものか見極めなければなりません。

もしかすると当初の意見を貫くかもしれません。あるいは方針を転換するかもしれません。いずれにしろその根拠を説明してもらい、納得がいくのであれば、治療を担当してほしいという意思を伝えましょう。もし説明がちぐはぐだっ

たり、根拠もなく当初の意見に固執するようであれば、納得いかないことを率直に伝えましょう。

それでも納得のいく説明を得ることができないのであれば、医療機関を替えることを検討しなければなりません。その場合は、セカンドオピニオン医のもとを訪ねて事情を話しましょう。受け入れてくれるはずです。

サードオピニオンをとるケース

主治医とセカンドオピニオン医の意見が異なる場合、さらに別の医師の意見を求める選択肢がないではありません。

主治医の意見もセカンドオピニオン医の意見も、どちらも説得力がある場合、もしくはどちらの意見もいまひとつ納得がいかないような場合に、**サードオピニオン**をとることが想定されます。

たとえば進行がんで、主治医の外科医からは手術を勧められた、セカンドオピニオンをとった内科医からは化学療法（抗がん剤治療）を勧められた、どっちがよいのかわからないといったようなケースです。

3番目に意見を求める場合、少し難しい判断をしなければなりません。いったい、どういった立場の医師のもとへ行くか、迷うところです。外科医もしくは内科医という選択肢もありますし、放射線科医でもよいかもしれません。仮に、そこでまた違う意見が出たらどうすべきでしょうか。

そこでサードオピニオンをとる前に、次のことを点検してみましょう。

主治医とはよく話し合っているか。ファーストオピニオンがしっかりしていないから、別の医師の意見を聞きたいのではないか。セカンドオピニオンを求める前に、すべての治療法の選択肢を主治医に説明してもらい、それぞれの治療法の適応をしっかりと聞けば、セカンドオピニオンは必要なかったというケースが少なくないのです。それは、サードオピニオンをとるときも同様です。それらをチェックして、やはり必要であるならサードオピニオンをとるようにしましょう。

Part 4
8

治療法をめぐるすれ違い

治療を受ける患者本人の意思を尊重する

患者と家族の気持ちが一致しないとき

がん告知の動揺から脱出できて、治療に移るとき、あるいは治療が始まってから、患者と家族の気持ちにズレが生じたとき、すれ違いが起こることがあります。

それは治療方針をめぐって起こることが多いようです。特に進行がんであるときです。

たとえば幾通りかの治療を進めてもほとんど改善が見られないようなときです。一定の改善が認められると、治療の副作用が辛くても耐える気持ちが湧いてきます。乗り越える大きな力となります。

しかし、幾通りの治療をやってもほとんど治療効果が得られないままだと、患者の気持ちには一種の諦めが生じ、人生の引き際を意識するようになります。

主治医に対しては、もう治療を継続したくないと、気持ちを伝えることがあります。

これに対して、家族は治療中止なんてもってのほか、もっと頑張るべきだと主張するケースがほとんどなのですが、むやみに叱咤激励するのではなく、まず病状を正確に把握してどう対処すべきか考えるようにしましょう。

主治医の意見を聞けば、意識が変わるかもしれません。それから患者自身の気持ち、希望を聞けば、比較的冷静に受け止めることができます。

本人が安心することを第一に考える

そのうえで治療を継続するにしても、狙いを治癒から延命に切り替えることをアドバイスされるかもしれません。家族のその理解があるかないかによって、患者の安心や平穏が得られることは珍しくありません。

いくつかの選択肢があり得る場合は、患者の気持ちを優先させるようにすべきでしょう。

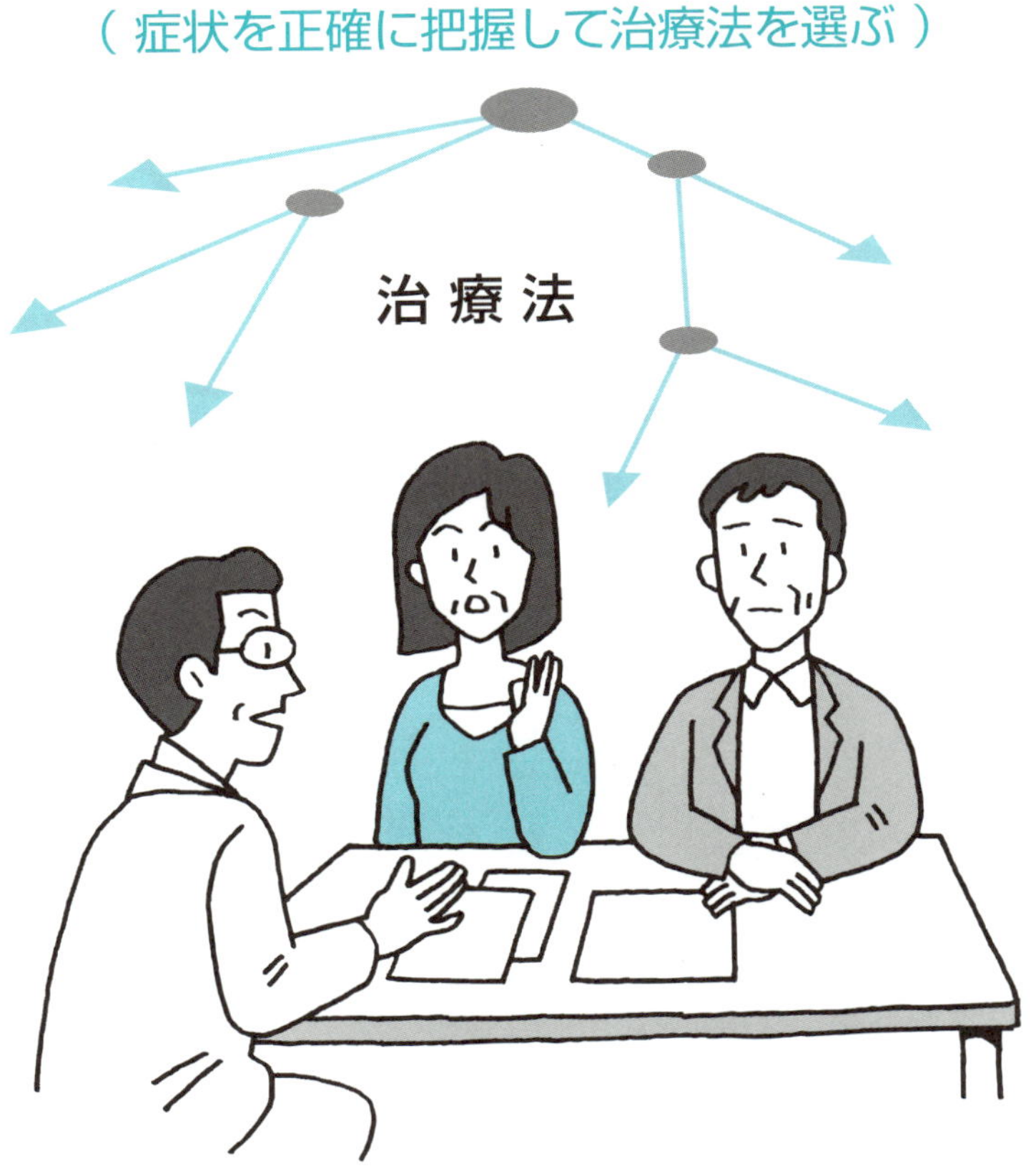

（症状を正確に把握して治療法を選ぶ）

Part 4
9

強い不安にかられたら
直観でイヤと感じたら納得を目指して動こう

本人の直観を信じる

関根進さんはかつて『週刊ポスト』を100万部に押し上げた名編集長でした。1999年に食道がんで入院。放射線と抗がん剤で、5、6センチあった腫瘍が縮小して手術というときに、退院してしまいました。

「パソコンを持ち込んで体験者の話を探すと、切らずに治した、という人もいるのがわかった。でも退院の決心は、直観です。手術を勧めた医師が信用できない、合わない、と感じていたからです」と言います。

関根さんは食事療法と漢方などでがんを克服して、いまではがん患者の相談役としてさまざまな活動をしています。

直観といえば、私の夫の手術のとき、「アブナイ」と私の直観も震えていたのです。しかし、退院してしまうことはできなかった。そこが悔やまれます。

ですから自分のがんのときは、3人の医師にかかり、直観で選びました。

その経験から、がん初心者でも、がんについてある程度学び、心づもりをしておけば、医師や病院への直観が働く、と思うようになりました。

「直観」というと科学的でないようですが、「医師の言動に不安で不安で……」、「治療がこれでいいのか、いつも心配……」という不安をよくよく聞くと、その裏には必ず、医師や病院への不信がうっすらとあるのです。

その点、直観とはその人独自のものです。

「よし、この先生だ」

「決めた。この治療でいくぞ」と直観で決めれば覚悟も決まり受け身でなくなるので、その後も迷いません。

受け身でなくなる、というところに直観での選択のメリットがあります。

最高の治療を受けたと思う

故・土屋繁裕医師は、「再発を防ぐいちばんの方法は？」と患者に聞かれて、

「これまで最高の治療を受けてきたと思うこと」と答えられました。

なるほど。「でき得る範囲で最高の医療を受けてきた」と思えるなら、いつも、落ち着いた気分でいられるでしょう。自分の直観を大切にした治療への納得が必要なのだな、と思いました。

（直観で選べば覚悟も決まる）

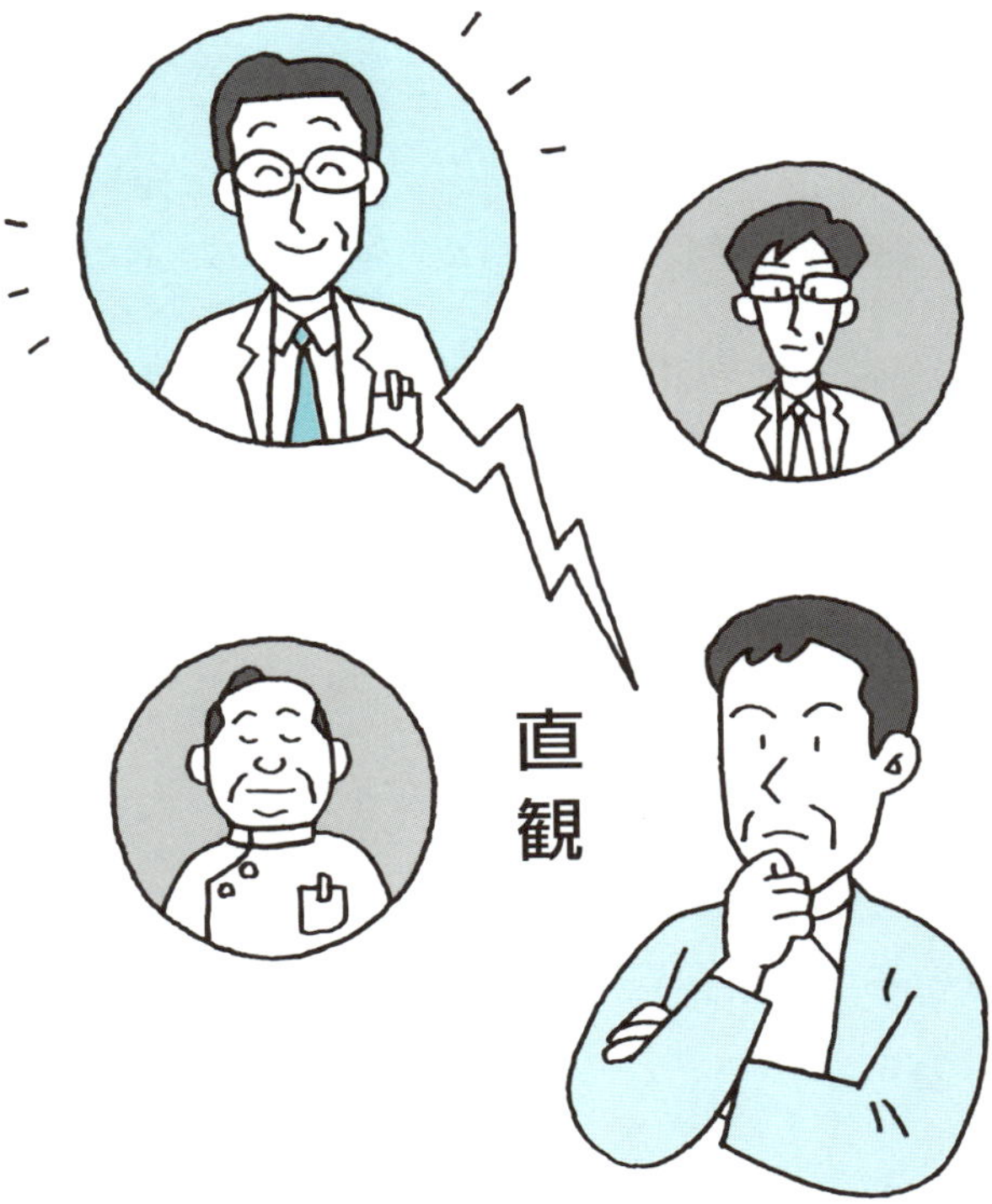

ドクターショッピングは避けよう

セカンドオピニオン，サードオピニオンをとっても，まだ納得のいく医師の意見が聞けない……しようがないから4番目，5番目の意見を求めて，次々と違う医療機関の医師のもとへ行くようなケースがあります。

このようなケースでは，ほとんどは患者側に問題があるといって過言ではありません。自身の病状には目をそらして，頑迷にひとつの治療法なりを希望する。それに沿った意見を言ってくれる医師に出会うまで，医師を替えるのです。これを「ドクターショッピング」と言い，これでは“納得のいく医療”とは別のものと言わざるを得ません。

患者が納得のいく医療とは，好き勝手を言うことではありません。あくまでも患者がより良い医療を受けるためのもので，医学的に正しいこと，患者自身のためになることが大前提となっています。

ドクターショッピングは，医学的にも勧められることではないし，患者のためになるものではありません。

こういったケースがあります。

手術を受けて，残念ながら局所再発をした人がいます。検査をしたら不幸中の幸いで，再発は局所のみであるとの診断でした。再手術も可能で，放射線と化学療法を併せる方法も選択できました。

ところが，ご本人はある民間医療を希望し，強行退院をして，医療機関を転々とするようになってしまったのです。もしセカンドオピニオンが納得いかない，サードオピニオンをとりたいと患者が言う場合は，ドクターショッピングの心配がないか，家族がチェックするようにしましょう。

Part 5

知っておきたいがん治療の基礎知識

Part 5
1

がんの3大療法

治療の目的によって使い分けられる手術療法、放射線療法、化学療法

がんの治療でもっともよく行われるのが、**手術（外科）療法**、**放射線療法**、**化学（抗がん剤やホルモン剤など）療法**です。

一般にはこの3つを「**3大療法**」と呼びます。その他にも免疫療法、温熱療法、凍結療法、塞栓療法など、さまざまな治療法が行われますが、一般的ではなく、その効果も副作用も3大療法ほどには検証されていません。

がんの治療は目的によって、**治癒（根治）**、**延命**、**症状緩和**の3つに大別することができます。

1. 手術療法

治癒を目的とする治療として、もっとも行われるのが手術です。がんを取り切ってしまえば、がんは治癒します。ただ検査や肉眼では捉えることのできないがんを残してしまうことがあります。現代医学の及ばないところで、この場合は再発をすることになります。

2. 放射線療法

放射線治療は、エックス線などをがん細胞に照射して、増殖を抑制する狙いがあります。それには一定の量を照射しなければならず、一般に数回から数十回に分けて施行します。脳腫瘍専用の放射線治療装置である**ガンマナイフ**（左ページの図参照）は、一度の照射でがんを撃退する力がありますが、腫瘍の大きさや個数に制限

があります。

新しい放射線療法として注目されているのが**重粒子線治療**です。巨大な加速器で炭素イオンなどを加速し、腫瘍に照射します。通常の放射線よりエネルギーが大きく、1回から数回の照射でがんを撃滅させる効果が臨床試験で確かめられています。いま、国内では千葉県にある放射線医学研究所（放医研）を含め2施設にしか稼動していませんが、10数カ所が設置候補に上がっています。

3. 化学療法

以上の手術と放射線療法は狭い範囲に存在しているがんに対してとられる治療法です。それに対して**抗がん剤治療**は、局所療法が及ばない広範に存在しているがんに対して用いられます。抗がん剤の種類は多いのですが、単剤で用いることもあれば、複数を組み合わせる場合もあります。抗がん剤で治癒を狙えるがんとしては、急性白血病や悪性リンパ腫などがあります。

3大療法は、延命や症状を取る目的の治療でも用いられます。がんを取り切る、あるいは撃退することはできなくとも、小さくしたりすることで、生存期間の延長や症状緩和を図ることが可能な場合があります。たとえば骨にがんが転移した場合、放射線治療をすると痛みが大幅に退くことがよくあります。

（ガンマナイフ）

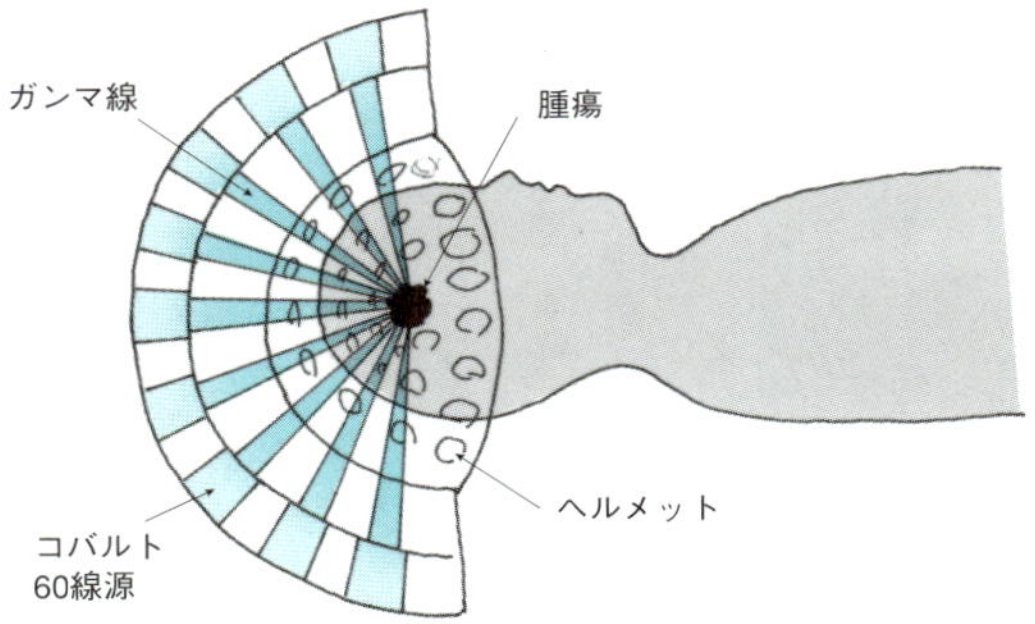

Part 5 2

抗がん剤

新規の抗がん剤が次々と登場し、成果をあげている治療法

併用療法の研究も進む

ここ10年ほどの間に**抗がん剤**は治療法としてめざましい発展を遂げました。たとえば胃がんや大腸がんなどの消化器がんに対しては、抗がん剤はさほど効果がないとされていましたが、胃がんについては**TS-1**、大腸がんについては**オキサリプラチン**や**アバスチン**などの新規抗がん剤が、臨床試験において良好な成績を上げています。

それらの薬を中心に複数の薬を組み合わせる**併用療法**の研究も進んでおり、治癒や延命に貢献するとの報告が数多く上がっています。

最近開発された抗がん剤のなかには、正常細胞には作用しないように設計されたものもあります。がん細胞のなかに存在して、がんの増殖に深く関与している物質や遺伝子があるのですが、その働きを阻害するなどして、がんの撃退を狙うのです。原理的にはそれらの物質だけに作用するので、正常細胞にはほとんど影響がなく、副作用は大幅に減少するとされています。

たとえば、乳がんの薬では**ハーセプチン**（一般名：トラスツズマブ）があります。乳がんのなかにはＨＥＲ２（ハーツー）という特定の遺伝子をたくさん持っているタイプがあり、転移しやすく（つまり悪性度が高い）のですが、ハーセプチンはそのタイプの乳がん

でも、腫瘍抑制効果が高いのです。日本では2001年に認可されました。

分子標的薬の登場

慢性骨髄性白血病に対しては**グリベック**、肺がんに対しては**イレッサ**（一般名：ゲフィチニブ）、悪性リンパ腫に対しては**リツキサン**（一般名：リツキシマブ）という**分子標的薬**が登場して、治療の選択肢を増やしています。

イレッサは世界でもっとも早く日本において認可された分子標的薬として話題を呼びました。しかし、間質性肺炎という重篤な副作用が予想より多く発生して社会問題となりましたが、その後、この薬がどういった人に有効ということが、だいぶわかってきました。

東洋人、女性、非喫煙者、そして腺がん（がんのタイプのひとつ）である場合、イレッサが効きやすいのですが、これはある特定の遺伝子の特徴を持っている人と言い換えることができるのです。イレッサはEGFR＝上皮細胞成長因子受容体に作用して効果を得るとされていたのですが、実際はEGFRに変異のある人に効果的であることが、発売後にわかってきたのです。

もちろん発売前にそのことがわかっていればよかったのですが、薬の効果のメカニズムは全部が明確なわけではありません。

実験ではすでに技術が見つかっているのですが、いずれ遺伝子検査をして、効果的でないと予想される人に対しては、投与を控えるということが行われるようになるとされています。

ただ忘れてならないのは、現時点でも、再発などで治療の手立てのなくなった患者さんにとってイレッサはなくてはならない抗がん剤だということです。そういった人のなかには、肺に無数に点在していた腫瘍が、投与後（飲み薬です）十数日ぐらいでなくなったという人も少なくないのも事実です。

最近では、**タルセバ**（一般名：エルロチニブ）という進行・再発した非小細胞肺がんを対象とした分子標的薬も登場し、注目を集めています。2007年12月に厚生労働省の認可を受けました。

Part 5
3

治療法の組み合わせ

手術の効果を補うために放射線治療や抗がん剤療法を行う

手術と放射線治療を組み合わせる

治癒を目的とした手術を行って、目に見えないがんが存在する可能性があるような場合、手術の効果を補完するために、放射線療法を行うことがあります。これを**術後補助放射線療法**といいます。

たとえば乳がんは、乳房から腋の下に向かって走っているリンパ腺に入り込んで、遡上するように転移することがよくあります。

そこでその可能性があるときは、手術後、リンパ腺に放射線をかけます。乳房を切除せずに、がんだけをくり貫くように切除する乳房温存療法では、切除後に放射線をかけるのが必須です。

大腸がんでは、直腸がんに対して放射線治療がよく用いられます。基本的には手術が中心ですが、直腸の周辺には排尿や排便、性機能に関係する神経が走っており、手術が難しくなることがあります。腫瘍の近くのリンパ節にがんが入り込んでいる可能性のあるケースも、手術が難しくなります。そういったケースでは、手術前に放射線をかけ微小ながんを叩きます。そうしておいて手術では大き目のがんを取るのです。放射線と手術による連携治療といえます。

脳腫瘍には多くの種類がありますが、悪性ではもっとも頻度の多いグリオーマ（神経膠腫）では、手術をした場合、ほとんどのケースで、手術後に放射線治療を6～7週間行います。

頭頸部がんのなかで、下咽頭がんや上顎がんは、手術が主体となりますが、放射線による治療を組み合わせることがよくあります。

甲状腺がんでは手術をして取り切るのが基本ですが、転移の可能性がある場合は、手術後に放射線を発するヨードを内服することがあります。転移巣にはヨードを取り込む性質のあるタイプがあって、その場合、取り込まれたヨードが腫瘍を内部から焼くのです。

子宮体がんでは、手術が主体となるのですが、リンパ節の転移がある、あるいはがんが筋肉に深く入り込んでいる、といったようなケースで、放射線治療を手術のあとに行う施設もあります。

手術と抗がん剤を組み合わせる治療法

手術をした後に、その効果をより確実にするために、抗がん剤療法を行うことがあります。これを**術後補助化学療法**と言います。

目に見えないがんが、リンパ腺に入り込んでいる恐れがあるようなケースで行います。がんの再発・転移予防のための治療法ということができます。

術後補助化学療法が明らかに有効とされるのは、肺がんにおける場合です。もっとも一般的に用いられるのが、パクリタキセルとカルボプラチンです。世界的に権威のある米国臨床腫瘍学会（ASCO）において、再発を11％、生存率を12％改善したとの報告があり、いまでは多くの国で標準治療として行われています。

手術の前に抗がん剤治療を行う場合もあります。たとえば乳がんの乳房温存手術で、腫瘍がやや大きく、その適用から外れるケースがあります。そのようなとき、抗がん剤による治療を行い、腫瘍が予定通り小さくなった場合、乳房温存のための手術の適用になることがあります。これを**術前化学療法**と言います。これまで化学療法は手術の前に行うことはなかったので、新しい発想の治療法ということができます。

Part 5
4

がん治療の副作用

それぞれの療法で副作用が出やすいが、個人差も大きい

がんの3大療法である手術、放射線治療、化学（抗がん剤）療法には、それぞれに副作用がありま す。がんの治療は強力に行わなければならないことが多く、副作用も出やすい傾向があるのは確かですが、個人差が大きく、一概には言えません。いずれにしろ、その対策は着々と進んでいます。

以下に、医療側が行う対策と患者自身が行う対策について紹介します。

手術の副作用

手術による副作用としては、たとえば乳がんや婦人科がんの手術後のリンパ浮腫があります。前者では脇の下のリンパ節を、後者では腹腔内のリンパ節を切除することで、リンパ液の流れが滞るようになり腫れて痛むことがあります。

これに対し、リンパ節の切除をしなくてもすむ手術法が開発されています。一定の条件をクリアすると、それが可能です。この例のように、手術の合併症（副作用）を可能な限り少なくするため、根治性を保持しつつ、切除する範囲をなるべく小さくする縮小手術が各領域で開発されていますので、事前に確認するようにしましょう。

リンパ浮腫で患者が行う対策としては、リンパ液の流れをよくするマッサージが推奨されます。足のむくみでは弾性ストッキングが

あります。もし手術によって合併症が生じたら、主治医に相談してください。薬などで軽減できることもあります。

放射線治療の副作用

放射線治療の副作用は、どこに照射したかで変わってきます。一般に「放射線宿酔」という、吐き気などが知られていますが、これも必ず出るというものではありません。気をつけなければならないのは治療後、数カ月から数年後に出てくる出血などの副作用で、晩期障害と言います。骨盤照射ですと、膀胱出血や直腸出血です。これは治療を要します。

放射線の副作用対策としては、正常細胞への照射を大幅に減らす定位放射線治療が開発されて、普及しつつあります。

抗がん剤療法の副作用

抗がん剤療法は、最近、ほとんどの場合、病院へ通いながら行うことが多くなっています。そのこともあって、使用する薬によって、どんな副作用が出やすいのか、出た場合はどうするのか、気をつけるべき症状はどんなものかなど、治療が始まる前に医師や薬剤師が丁寧に説明するようになりました。

治療が始まってからは看護師がその都度聞き取りをしますので、自宅での様子をノートに取っておくなどして報告すれば、より安全に治療を受けることができます。

病院によっては「**患者手帳**」をつくって配布するところがあります。所定の様式に則って必要事項を埋めていくだけで記録になり、それを次回の治療の前に担当の看護師さんが読んでチェックするのです。もし患者手帳を用意していない施設であれば、自分でノートをつくればよいのですが、どんな項目を立てればよいのか看護師さんや主治医に聞くとよいでしょう。

外来の化学療法は、安全管理を患者自身が請け負うということでもあります。白血球数の低下（感染症の罹患などのリスクが生ずる）など、用心しなければならない副作用があるので、ノートは面倒がらずにつけるようにしましょう。それがよい抗がん剤治療を受けるコツでもあるのです。

Part 5

5

肺がんの標準治療

がんの性質や進行度などが考慮されるが、化学（抗がん剤）療法が中心

肺がんの治療は、がんの性質（細胞の型）、進行度、患者の体力を考慮して決めます。

肺という臓器はさまざまな細胞によって構成されていますが、どの細胞からがんが発生するか、それによってがんの性質・悪性度が違います。多い順に**①腺がん**、**②扁平上皮がん**、**③小細胞がん**、**④大細胞がん**となります。

①、②、④をまとめて**非小細胞がん**と呼びます。これと③の小細胞がんの2つに大別して、がんの性質を考慮するのですが、小細胞がんは初期から転移しやすく、悪性度が高いのです。

進行度は、がんの広がり方のことです。肺の中にとどまっているのがⅠ期、肺の入り口にある肺門リンパ節までにしか広がっていないのがⅡ期、左右の肺を分けている縦郭という壁の中にあるリンパ節まで広がっているものがⅢ期、それらを超えて遠くの臓器まで広がっているものがⅣ期となります。

患者の体力も、治療方針を決める重要な要素です。標準的な手術は、がんをくり貫くのではなく、肺葉単位で切除するからです。がんはそのなかに散らばっていることが多いからです。

肺葉は、右の肺は3つ、左の肺は2つの肺葉で構成されています。肺を取ると、その分、肺機能が低下します。手術前を100％

とすると、70％ほどの機能を残さないと、階段を上るとき息切れがするなど、日常生活を送るうえで支障が出てくるからです。高齢者ではそこを勘案して、手術の範囲を狭める場合もあります。施設によっては内視鏡の一種の胸腔鏡を使って切除する場合もあります。胸を開かないので、治療後の回復が早いという特徴があります。

以下に、治療を受ける体力が十分にあるものとして、治療の目安を書きます。

肺がん全体の80％を占める非小細胞がんⅠ～Ⅱ期は手術、Ⅲ期の軽いものも手術の対象となることもありますが、基本は放射線と抗がん剤を併せる治療が主流です。放射線単独療法より10％ほど5年生存率が上がるとされています。Ⅳ期は抗がん剤治療になります。

小細胞がんの病期は、先にあげたⅠ～Ⅳ期分類ではなく、限局型と進展型に分けて考えます。いずれも化学（抗がん剤）療法が中心になります。限局型では抗がん剤と放射線の併用療法、手術を補足的に行うこともあります。進展型では抗がん剤治療になります。

（肺がんの手術方法）

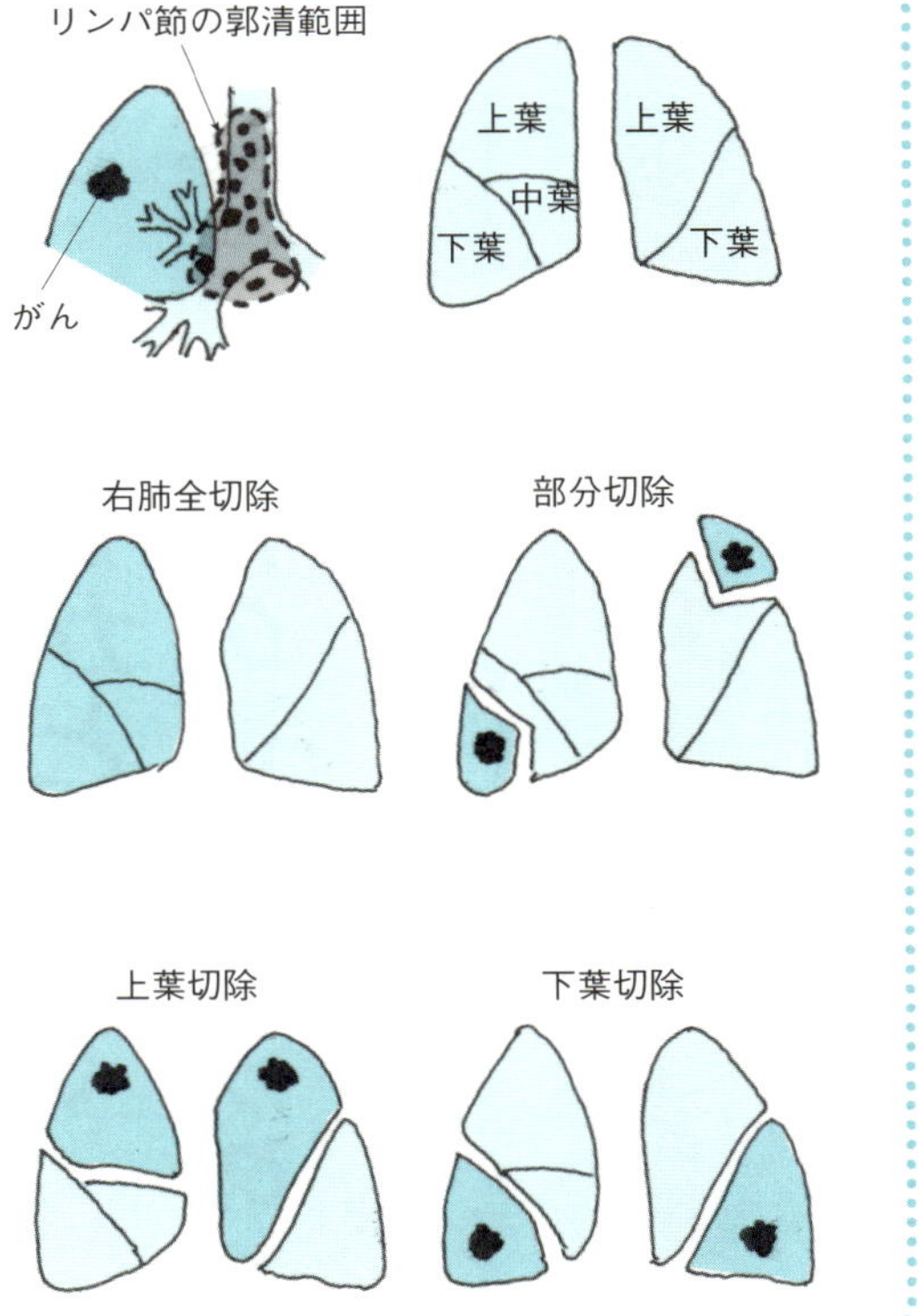

Part 5
6

胃がんの標準治療

胃粘膜にとどまっているかどうかで内視鏡的粘膜下層剥離術の適応を決める

胃がんは、胃粘膜より発生します。進行するに従って、胃壁に潜り込んでいき、リンパ管や血管に入り、転移を起こすようになります。そこで胃がんの治療方針は次のようになります。

がんが胃粘膜にとどまっている場合は、口から入れる内視鏡を用いてがんを切除します。**内視鏡的粘膜下層剥離術**（ＥＳＤ）といいます。

針状のメスを用いてがんを粘膜ごと切除します。痛みはほとんどありません。これでがんは取りきれるので、これだけで治癒してしまいます。数日の入院で治療は完了します。

がんが粘膜を超えている場合は、腹腔鏡手術か開腹手術になります。基準は胃の３分の２以上の切除と、転移予防のためのリンパ節切除です。

がんの深さによって、胃の切除範囲（全摘も含む）とリンパ節の切除範囲が決まります。胃の切除範囲は、全摘（全部切除する）、胃の下部３分の２を取る、胃の上部を取る、部分的に取る、の４つに分けられます。

胃の出口を幽門と言います（食道に近い部分を噴門と言います）が、ここを温存できると、食物の腸への流出量を調整する機能が残るので、術後の後遺症が起きにくくなるというメリットがあります。

ここで言う後遺症とは、食べ物が十分に消化されずに小腸へ送り込まれることによって起こる症状を言います。動悸、冷や汗、めまい、それに腹痛、下痢などです。人によって、このような症状が起こることがあります。

がんが胃壁の深くに潜り込んでいる場合は、拡大手術といって、隣接する臓器の一部を切り取る手術になります。

（幽門側亜全摘出術の切除範囲）

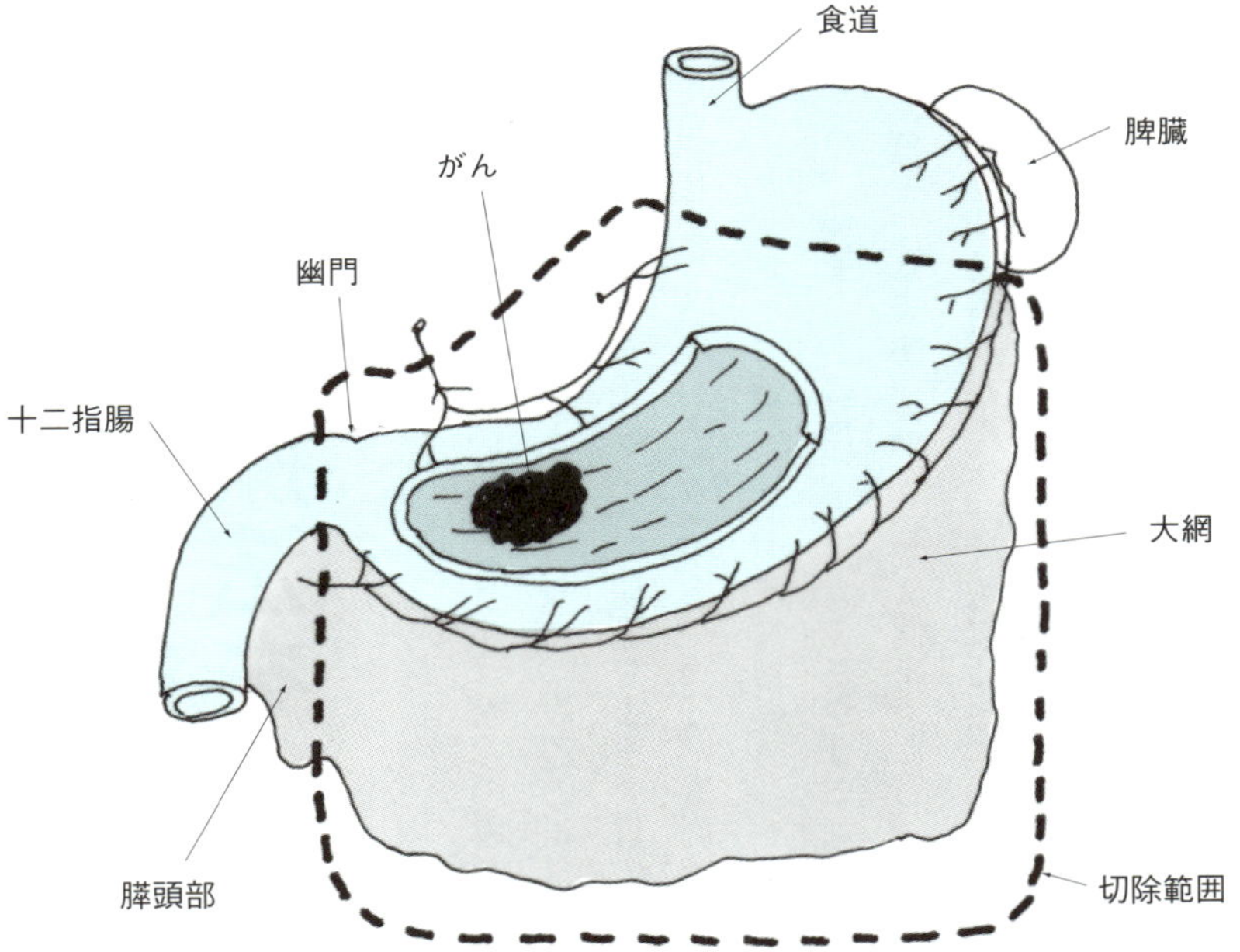

Part 5

7

肝臓がんの標準治療

がんを取り除くことを目的に手術やラジオ波焼灼療法を行う

肝臓がんの治療は、**がんの状態**と**肝機能の状態**という2大条件によって決まります。

がんの状態とは、腫瘍の大きさ、個数、大きな血管にがんが潜り込んでいるかどうかを指します。

肝機能の状態とは、日本人の肝臓がんの九十数パーセントはウイルス性肝炎を母体とする慢性肝炎、肝硬変を下地に発症しており、ただでさえ肝機能が悪く、肝臓を切除すると危険な場合があることを指します。がんの切除によって、解毒作用など人体にとって不可欠な機能が低下して生命危機を招く肝不全が起こってしまう恐れがあるからです。

肝機能の状態は、いくつかの検査をすることで把握できます。以下では、治療に耐え得る肝機能があるという前提で話を進めていきます。

肝臓がんの治療の主体は手術で、がんを取りきることを目標にします。がんのみをくり貫くのではなく、周辺の正常な肝臓も含めて切除します。目に見えないがんが広がっている可能性が高いからです。

大きさが3センチ以下で、個数が3個までなら、手術以外のラジオ波による治療も選択できます。開腹をせずに、体外から長い針を注射の要領で腫瘍に刺して、電気を10分間ほど流してがんを焼くのです。超音波画像を見ながら、それらのことを行います。２００４年４月から保険適用になりました。**ラジオ波焼灼療法**と言います。

手術やラジオ波による治療では、がんを取りきれない場合は、**動注化学療法**や**動脈塞栓術**が行われます。

動注化学療法は、大腿部や鎖骨下などの大きな動脈からカテーテルを入れて肝臓の腫瘍まで近づき、カテーテルを通じて至近距離から抗がん剤を投与する方法です。抗がん剤を直接的にがんに浴びせることができます。

動脈塞栓術は、がん細胞が肝動脈を通じて栄養を補給されるという性格を利用して、肝動脈に栓をして兵糧攻めにするという治療法です。がんを養っている血管の上流にカテーテルを近づけ、栓をします。いずれも狙い通りにいけば、がんを縮小させ、延命につながる効果があります。

肝臓がんの予防的な治療法もあります。慢性ウイルス性肝炎の段階で、ウイルスを駆除するのです。Ｃ型肝炎の場合は、インターフェロンという薬を１週間に１回の割合で投与し、ウイルスを駆除もしくは減量すると、肝がんになる確率が大幅に減少します。

（肝臓，動脈塞栓術）

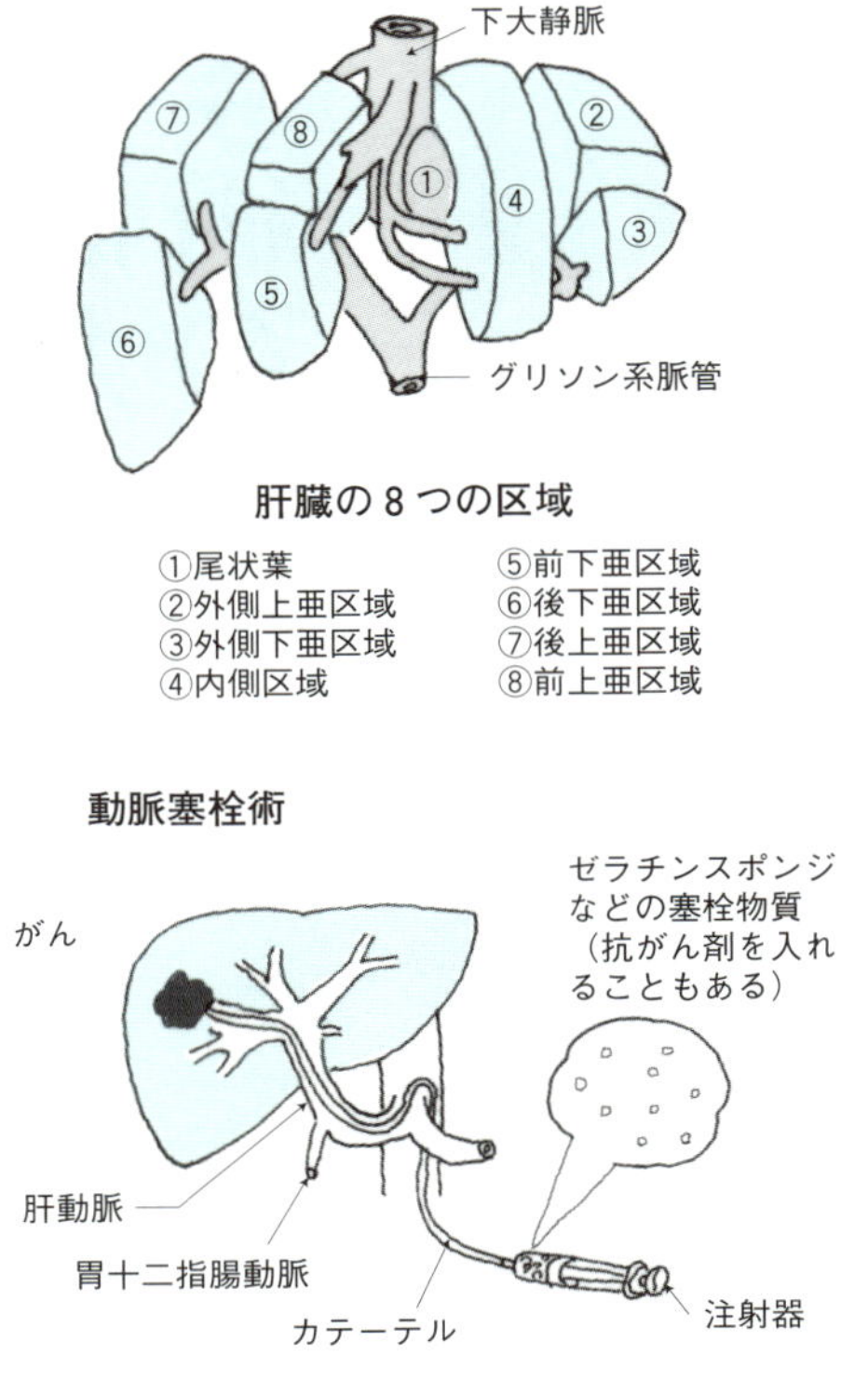

Part 5 8

大腸がんの標準治療

直腸がんと結腸がんの根治を狙う手術の内容

大腸がんは大腸内腔の粘膜より発生します。胃がん同様に、進行するに従って、大腸壁に深く潜っていきます。

根治を狙う治療も胃がんとよく似ています。粘膜にとどまっているがんであれば、肛門より挿入する大腸内視鏡で切除できます。がんを中心にして粘膜をつまんでワッカをかけ、電気を流して切除します。ワッカをかけられる大きさのがんであることが条件です。

粘膜の下の粘膜下層というところまでがんが達している場合、浅ければ内視鏡による切除ができますが、10%ほどの確率でリンパ節に転移している危険性があります。その場合は再発してしまうので、リスクは冒したくないという場合は手術を選択します。

手術の場合は、**腹腔鏡手術**と**開腹手術**に分けられますが、前者は比較的早期（リンパ節転移の危険の少ない）の場合に選択されます。

以下に、根治を狙う手術について、直腸がんと結腸がんに分けてご紹介します。進行がんであれば、手術の内容がかなり違うからです。

まず**直腸がん**です。肛門に近ければ近いほど、肛門を残すことが難しくなります。大腸壁に深く潜り込んだがんは、腸管を切除するのと同時に、近隣のリンパ管も切除します。そこを通じて全身に転移しやすいからです。

リンパ腺を切除するとき、近くに排尿、排便、性機能に関係する神経が走っています。がんを残らず取るとき、やむを得ずそれらの神経にダメージを与えてしまう場合もあります。その場合は人工肛門や人工膀胱をつくります。最近は改良されて、日常生活を送るうえで、決定的なハンディにならないようになっていると言います。

たとえば、臭いはほとんど洩れないので、飲食店の関係者も仕事を続けている、管理が簡単になったので趣味のゴルフを続けている、というような例はかなりあるそうです。

結腸がんは、がんのある部分を中心にして、腸管を筒状に（輪切り）切除します。近くのリンパ節も切除します。直腸がんほど難しい手術ではありません。

手術で切り取ることができない直腸がん、結腸がんの場合、オキサリプラチン、あるいはイリノテカンを中心にいくつかの抗がん剤を組み合わせる抗がん剤併用療法が行われます。2007年、「アバスチン」という抗がん剤も厚生労働省より認可されました。

以前は、大腸がんでは抗がん剤は効きにくいとされていましたが、こういった新規抗がん剤はすぐれた治療成績を上げています。

（直腸がんの手術／結腸がんの切除範囲）

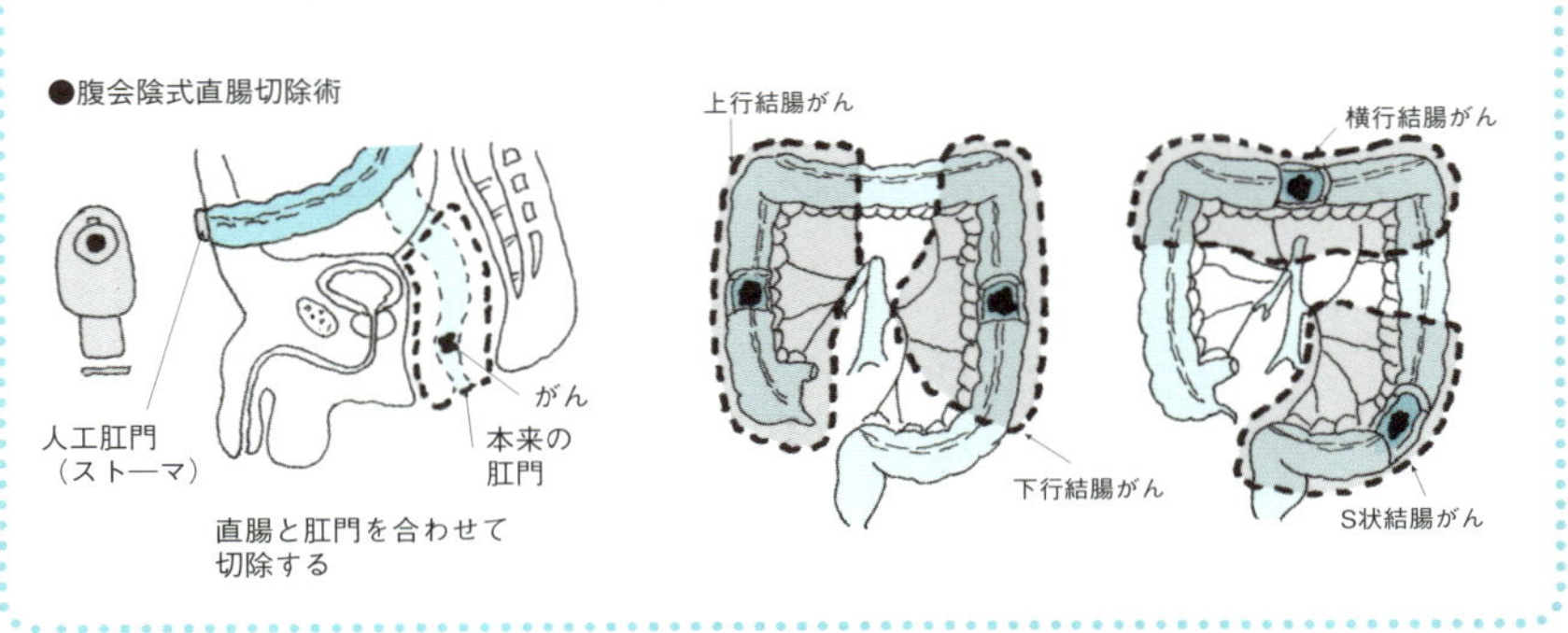

Part 5
9

乳がんの標準治療

がんの進行度などに応じて乳房温存療法か乳房切除術

乳がんの手術を考えるとき、乳房の手術方法とリンパ節の手術方法それぞれについて考える必要があります。このうち乳房の手術は、乳房を部分的に切除する**乳房温存手術**と乳房を全部切除する**乳房切除術**とに分けられます。

ここでは乳房の手術について考えましょう。乳房の手術は「乳房の中のがん細胞が残らず取り切る」ことが原則となります。ですから、乳房を部分的に切除してもがんが取り除ければ乳房温存手術が行えますし、広くがん細胞が広がっているようなら乳房切除術が必要となります。ここで重要なのは「進行度と乳房の手術の方法は相関しない」ということです。

進行度は「がんのしこりの大きさ（浸潤部分も含めた大きさ）」と「リンパ節転移の程度」、「他臓器転移の有無」で分類されます。このうち「がんのしこりの大きさ」が乳房の手術と大きく関係してきます。この「がんのしこりの大きさ」とは、「がんが乳管の中で広がっている大きさ」だけではなく、「がんが乳管から飛び出して周囲の組織に広がっている部分も含めた大きさ」です。

すなわち、しこりの大きさが1センチでリンパ節や他に転移がなければ0期という早期乳がんに分類されますが、しこりの周囲に乳管の中のがんが広く広がっているようであれば、乳房温存手術はできないことになります。逆に、しこりの大きさが3センチでも、しこりの周囲にがんの広がりがなければ乳房温存手術ができることもあります。

「早期と言われたのに乳房切除をされた」とか「進行がんと言われたのに乳房温存手術でいいの？」という話を聞きますが、あくまでしこりの大きさとがんの広がりは異なるということです。

　また、乳房温存手術の後は、温存乳房に対して放射線治療を行うことが原則となっています（乳房温存手術と乳房への放射線治療をあわせて「**乳房温存療法**」と呼んでいます）。ですから、何らかの理由で放射線治療が受けられない方はがんの広がりに関わらず乳房切除術を選択しなければならない場合があります。

　さらに、乳房温存手術と言っても、切除範囲が広ければ乳房がかなり変形してしまう可能性があります。乳房の大きさと切除範囲を比べてみて、本当に乳房温存手術が良いのか、乳房切除が適しているのか、担当医とよく相談しながら決めていく必要があります。

（乳房温存手術）

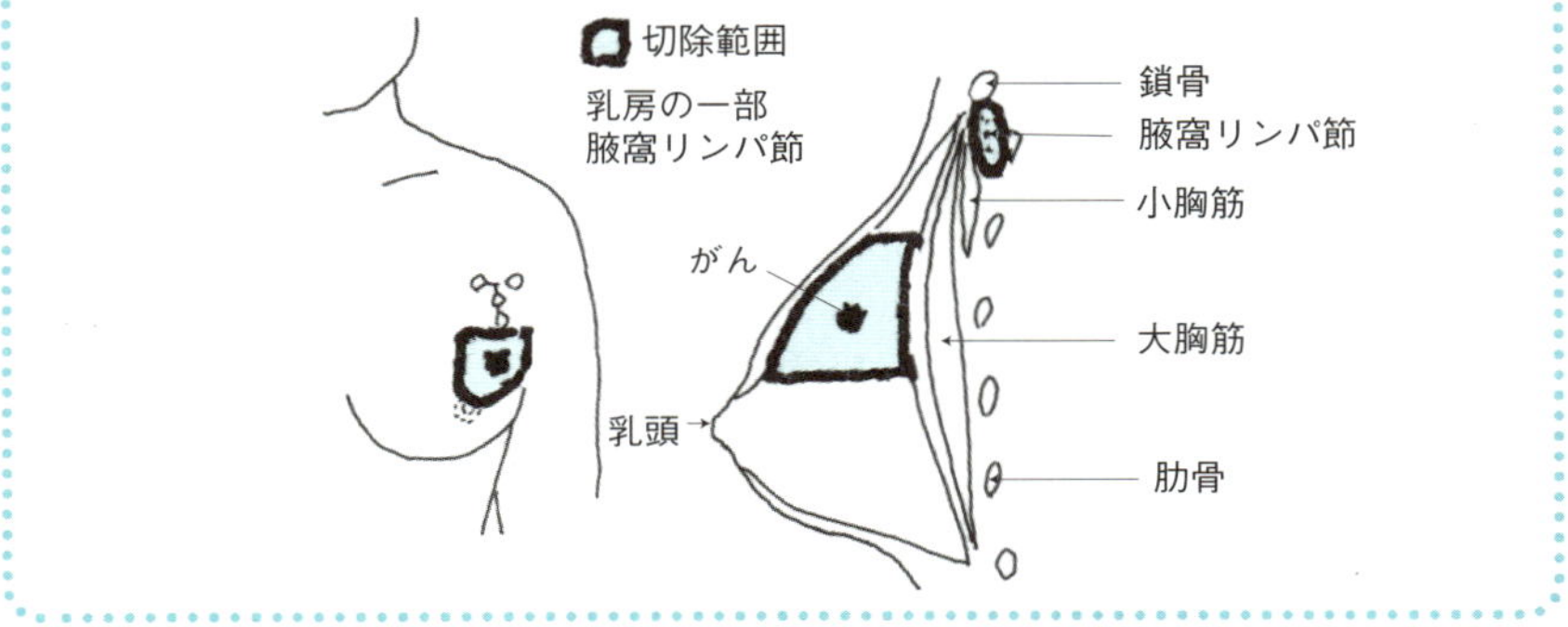

Part 5 10

婦人科がんの標準治療

子宮頸がん、子宮体がん、卵巣がんの病期ごとの治療法

病期分類に従って説明します。子宮頸部の上皮内にとどまっている0期からⅠa1期のがんは、がんを中心にくさび型に切除する**円錐切除術**を行います。大きく切ると流産しやすくなるので、これを防ぐために考案された切除法です。

円錐切除をしてⅠa2期であることが判明したら、追加手術をします。多くは、やや大きく子宮を摘出する**準広汎子宮全摘術**をします。リンパ節切除をすることもあります。

Ⅰb期からⅡ期は、わが国では手術が中心となっています。子宮周囲の組織、左右の卵巣、卵管、骨盤リンパ節などを取る**広汎子宮全摘術**です。がんの広がり方を見て、これに放射線治療や化学療法を加えます。

Ⅲ～Ⅳa期は、化学療法と放射線療法を同時に行う**同時化学放射線療法**を行います。２つの療法の相乗効果を狙うのですが、副作用もその分、強く出る懸念があります。延命と症状緩和が目的の治療です。

子宮体がんは、Ⅱ期までは手術が中心となります。以下の３つの手術法があります。

子宮のみを摘出する単純子宮全摘、先に紹介した準広汎子宮全摘、広汎子宮全摘で、病期が進むに従って切除範囲が広くなります。がんの広がり方によっては傍大動脈

リンパ節の切除も加え、手術後に化学療法を加えます。

Ⅲ期以上は化学療法を行います。

子宮体がんのなかで、一定の条件を満たせば、子宮を残す温存療法が可能です。その条件とは、類内膜腺がんで高分化型のがん、MRI画像でⅠa期までのがん、半年のホルモン療法で病変が消失もしくは改善することです。妊娠を望む女性には、希望の持てる治療法です。

卵巣がんの治療は手術が基本です。手術は、正確な診断をするという目的もあります。というのも、開腹してはじめてがんとわかるもの、がんの広がりがよりわかるもの、があるからです。

手術の基本は、両側の卵巣、子宮に加え、がんが転移しやすい大網、所属リンパ節を切除します。将来的に出産の希望がある場合は、条件次第で片側の卵巣と子宮が温存できることもあります。

手術をしてもがんをたくさん残す可能性が強い、腹水や胸水が多量に溜まっているようなケースでは、抗がん剤治療を優先させます。

（円錐切除術／広汎子宮全摘出術）

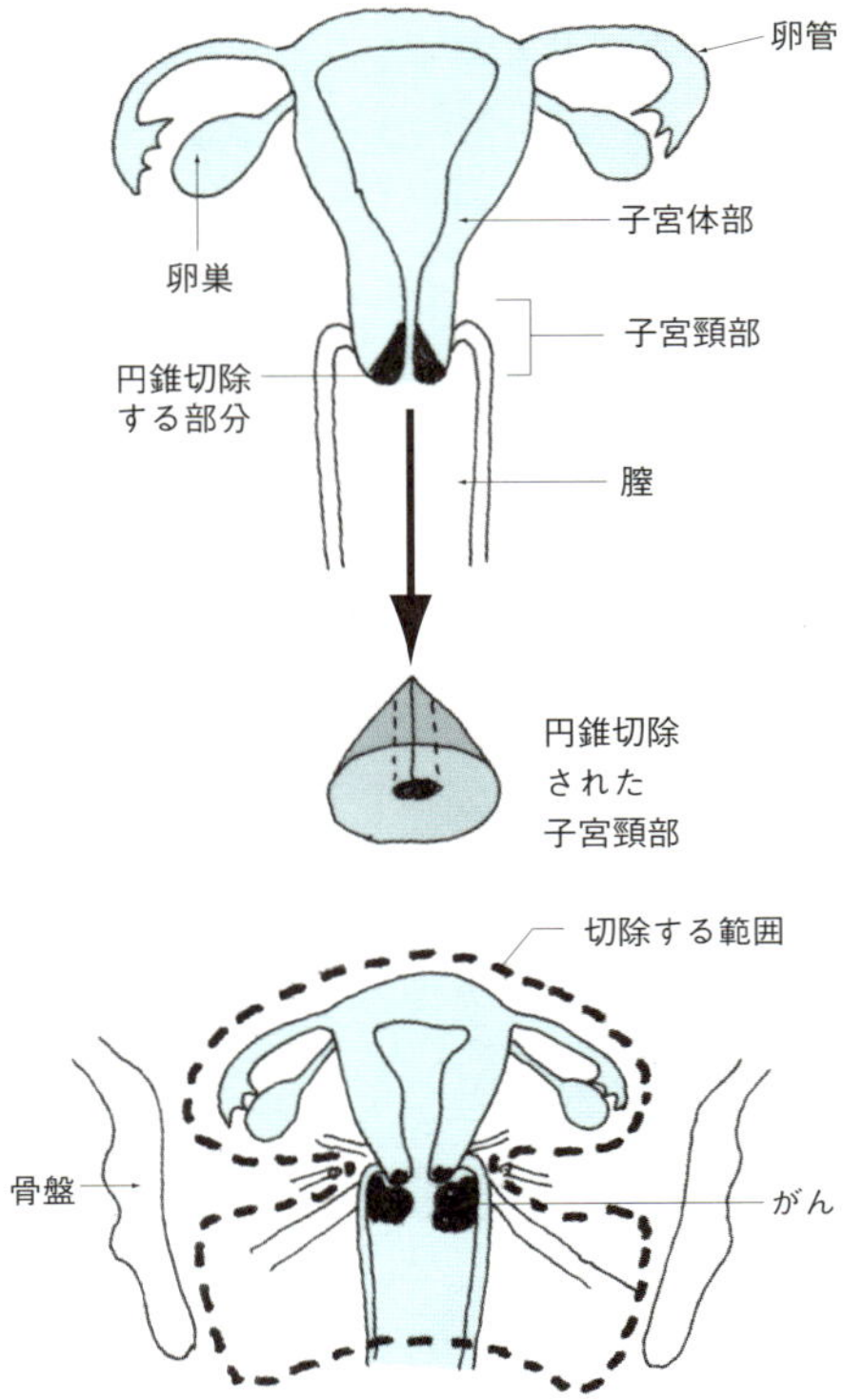

Part 5
11

前立腺がんの標準治療

早期であれば、根治を狙う手術と放射線治療ができる

根治を狙う手術と放射線による治療ができるのは、左ページの「前立腺がんの病期」の表でT1とT2に属していて、リンパ節にも骨や肝臓など遠くの臓器にも転移がないものになります。いわゆる早期がんです。

手術は、**前立腺の全摘**となります。日本では約80％がこの手術を受けています。下腹部の臍下から10～15センチほど切開して、前立腺のすべてと、それに連続している精嚢腺（せいのうせん）を一緒に摘出します。

その際、排尿や勃起に関係のある神経や血管が近くを通っているので、それらを傷つけると、尿失禁、性機能障害（勃起不全）などの手術の合併症（後遺症）が起こることがあります。それらの神経を温存する術式もありますので、希望すれば考慮してくれます。

放射線治療は通常の外照射と、前立腺に放射線を発する線源を留置して内部から照射する小線源療法があります。後者はがんに対し、至近距離から十分な線量を照射することができ、治療後の5年生存率は、手術に肩を並べるという報告があります。

早期がんでも75歳以上の後期高齢者の方や、心臓病など重篤な持病を持っている方では、あえて根治療法をせずに、経過を観ていく方法をとることがあります。前立腺がんはたいていの場合、ゆっく

りと進行するので、高齢者の場合は寿命との関連で、あわてて手術する必要はないとする選択肢です。

最近、注目されているのが、超音波発射装置を肛門から挿入して、直腸越しに前立腺に向かって発射。前立腺を焼いてしまう**ＨＩＦＵ**（ハイフ＝高密度焦点式超音波療法）です。痛みや熱さはまったく感じません。身体負担が軽いので高齢者でも受けることができます。通常は１泊２日で行います。まだ試験的な治療法に属します。

がんが広がっている、あるいは健康上の理由などで、局所療法を行えない場合は、ホルモン療法が行われます。前立腺がんは男性ホルモンの刺激を受けて成長する特質を持っています。ホルモン療法は薬剤によってその刺激を遮断する治療法です。

どの病期（ステージ）のがんであっても、よく効くのが最大の特徴です。がんを根治させることはできませんが、進行を止めるという点では優れています。注射と内服という簡便な方法であることも大きなメリットです。

（前立腺がんの手術と病期）

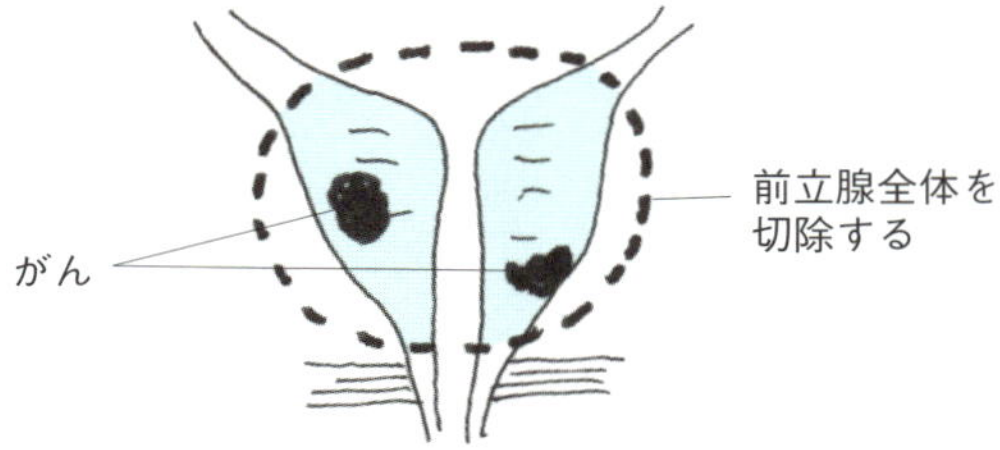

T　原発腫瘍　（国立がんセンター）

T1		**触知不能，または画像では診断不可能な臨床的に明らかでない腫瘍**
	T1a	組織学的に，切除組織の６％以下に，偶発的に発見される腫瘍
	T1b	組織学的に，切除組織の６％以上を越え，偶発的に発見される腫瘍
	T1c	針生検により確認（たとえばPSAの上昇による）される腫瘍
T2		**前立腺に限局する腫瘍**
	T2a	片葉に浸潤する腫瘍
	T2b	両葉に浸潤する腫瘍
T3		**前立腺被膜を越えて進展する腫瘍**
	T3a	被膜外へ進展する腫瘍（片葉，または両葉）
	T3b	精嚢に浸潤する腫瘍
T4		**精嚢以外の隣接組織（膀胱頸部，外括約筋，直腸，挙筋，および／または骨盤壁）に固定，または浸潤する腫瘍**

Part 5
12

難治性がんを根治させる治療は手術しかない

膵臓がん、胆管がんの標準治療

膵臓がんはあらゆるがんのなかで、もっとも治りにくいがんのひとつです。初期では自覚症状に乏しく発見が遅れがちになること。痛みなどの自覚症状で受診して発見された場合は、ほとんどがかなり進行した状態になっており、数カ月の余命と宣告されることが多いのです。早い段階で見つかるとすれば、他の疾患の検査をしていて偶然見つかるようなケースがほとんどのようです。

膵臓がんを根治させる治療としては手術しかありません。手術は膵臓のみではなく、周辺の臓器を一緒に切除します。初期から周辺の臓器へ広がりやすいからです。

膵臓は15～20センチの臓器で、胃の後ろ側に位置しています。胃の出口である幽門部（ゆうもんぶ）のすぐ下の十二指腸から分かれた恰好になっています。膵臓がんでもっとも多いのは、その頭の部分（膵尾部）にできるがんです。以前は十二指腸、胃の3分の2、小腸の一部、胆管の下部、胆嚢とかなり広範に切っていたのですが、再発率はさほど下がることがなく、手術に伴う合併症（後遺症）によるマイナス面が強すぎるとして、大幅に見直されることになりました。最近は、胃と幽門を残す**全胃幽門輪温存膵頭十二指腸切除術**や幽門を切除しても胃の大部分を温存する**亜全胃温存膵頭十二指腸切除術**と呼ばれる手術が一般的になっています。術後にゲムシタビンという抗がん剤を補助療法として使う場合もあります。

手術が可能な膵臓がんは全体の4分の1ぐらいです。4分の3は、延命目的の治療が中心となるということです。その場合は、先ほど述べたゲムシタビンを中心とした化学療法が一般的ですが、化学療法に放射線療法を加えた併用療法が行われることもあります。

肝臓でつくられる消化液の胆汁を溜めておく袋が胆嚢で、右の上腹部、肝臓の下方に位置しています。肝臓と胆嚢をつなぐ管が**胆管**です。ここにできるがんは肝、膵、十二指腸など、周囲の臓器に散らばりやすく難しい手術になります。

手術は根治が狙える唯一の治療法ですが、がんの広がり方が広範であれば困難になります。**胆管がん**、なかでも肝臓の入り口近くの肝門部の胆管がんで、ここには門脈や肝動脈、胆管の分岐点となっており、そこにがんが入り込んでおれば、手術が不可能になることがあります。手術ができない場合は、放射線や化学療法による延命治療を行うことになります。

（ 膵臓の位置／胆管と胆嚢, 周辺臓器 ）

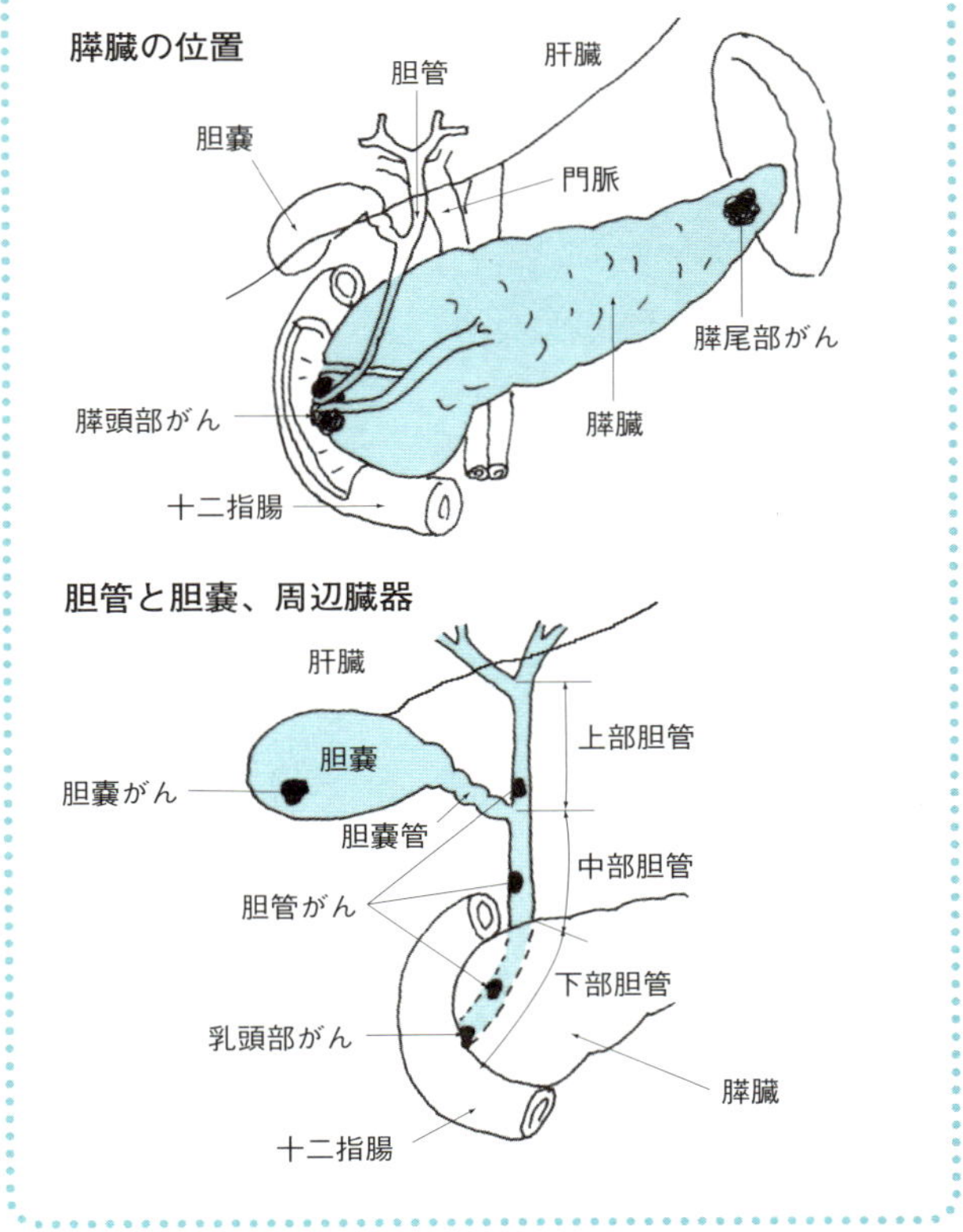

Part 6

入院から退院後までの生活と心のケア

Part 6
1

入院の手続きと気配り

患者は治療に専念させ、手続きなどをサポート

準備を手伝い、入院当日に付き添う

入院では家族が手伝ったり支える場面がさまざま出てきます。

ふつうは入院生活に必要なもののリストがもらえますから、それを準備して病院に持ち込みます（左ページ参照）。パジャマを貸与する病院も多くなりましたが、入院当日の分は持っていったほうがいいでしょう。

入院の当日には入院時説明があり（病名告知のアンケートがあるのはこのとき）、保証金の払い込みがあります。

手術前後のフォロー

手術をする場合は、手術前3日ぐらいの間に手術説明を受け、手術承諾書を書きます。

手術の前日は、自然な感じで1、2時間一緒にいるというぐらいがいいようです。

当日は、手術室に見送り、手術中は待機します。手術が終わったら、医師から手術結果を聞きます。

手術で取った組織の検査結果が出たら、後日改めて、これからの治療方針が告げられるので、患者と一緒に聞きます。

なお、抗がん剤治療の場合は、吐き気や脱毛など、患者ひとりで対処するのには無理があります。辛いとき、そばにいて支えます。

入院生活のサポート

①衣類やコップなどの洗浄

だいたいの病院にはコインランドリーがあります。患者が自分でできるなら気晴らしになるのですが、負担が大きいときは家族が適宜に洗濯をして、清潔を保ちます。

②見舞客の制限

入院を誰に知らせるか、問題です。患者を疲れさせる人が次々に見舞いに来ては安静が保たれません。本人の心に添って決めますが、最近では、ごく限られた人にしか伝えないのが一般的です。

③医療費の支払い、保険の申請

医療費は病院の窓口で、保険は加入している保険会社の担当者に聞いて手続きします。

（入院に必要なもの、便利なもの）

□**パジャマ**	レンタルにしたほうが便利。ただし入院当日の分は，レンタルがなかなか届かない場合もあるので，持参する。
□**洗面用具**	使い慣れた石けん，歯ブラシ，歯磨き粉，うがい用コップ。耳かきや爪切り。病状によっては吸飲みやストロー。
□**タオル**	フェイスタオル５～10枚，バスタオル３～５枚（枕カバー，シーツやナプキン代わりにも使える）。
□**タオルケット**	寝具は用意されているが，体温調節のため用意。
□**下着**	多めに10枚ぐらい。
□**ガウンや上着**	検査や買い物に行くときの体温調節のために季節に合った羽織れる上着が必需。
□**靴下**	体温調節に便利。何枚か用意する。
□**ティッシュ，濡れティッシュ**	
□**バッグ**	洗濯ものを入れたりさまざまに使用。お散歩用に小さなバッグも。
□**くずかご用のゴミ袋**	
□**保冷ポット**	広口で氷が入れやすいもの。熱いものは熱く，冷たいものは冷たく飲むため。
□**ガムテープ**	病床の細かいゴミを取るため。
□**文房具**	ノート，安全ピンや小さなはさみ，ひも，紙挟みなど。
□**フック，ハンガー**	フックをとりつけ，なにかをかける。ハンガーはタオルやフキンを乾かすのにも使える。

※ 病状に合わせて。また病院によって違います。

Part 6

2

入院直後のサポート

病院と人に慣れてもらい、気持ちを落ち着かせる

病院とスタッフに慣れる

初めての病院で、手術などを待つとなると誰も心細い思いになるでしょう。入院手続きが落ち着いたら、患者と病院内をゆっくり散歩してみましょう。

相談室や図書館や売店、花の店、レストランや喫茶室、郵便局まであがある病院もあります。

入院生活で不便を感じたら、ここに相談に来ればいいな、売店で何でも買えるな、とわかると安心します。

病室の回りも観察。トイレや浴室、ナースステーションの位置を把握しましょう。

病院内に慣れてきたら、スタッフを覚えていきましょう。

医療スタッフは患者と同じ目標（「治癒のために最善を尽くす」）を持っている仲間です。初対面で自己紹介されたら、名札を見て名前を確かめ、覚えていきましょう。

病院にいるスタッフはすべて医療技術者と心がけて、対等で礼儀正しい関係を保ちます。命令口調はもちろんダメ、相手を尊重した態度でいましょう。

とはいえ、ナーバスな患者と家族の心に添って対応してくれるスタッフばかりとは限りません。「冷たい言い方だ」と患者が怒ったりしたときは、「もっとやさしくしてくれてもいいのにね」など と家族がフォローしましょう。

看護師長や担当の看護師には入院直後から、わからないところを質問して、やり取りに慣れておきましょう。

「汗かいちゃって、着替えさせてくれますか?」、「痛いんですが、どうしてですか?」

などと気軽に言えるようになっておくといいですね。

入院診療計画書（クリニカルパス）があれば話し合う

入院している間にどんな治療を受けるのかわかりやすく書いた表（**クリニカルパス**）をくれる病院が増えています。

「1日目は立って、2日目から歩けるのね」など、表を見ながら、手術や治療後の元気になっていくところ（プラスの場面）をピックアップして話し合うと、気持ちが前向きになりますし、表全体を見て治療の推移を把握することによって、患者の覚悟や納得を促すことにもなります。

同室の入院患者さんは戦友

病室に行ったら、同室の患者さんに挨拶しましょう。

だいたい同じ部位の患者さんと同室になることが多く、1日でも先に入院しているなら先輩で、いろいろ教えてもらえます。

社会では「がんです」と言ったら相手に緊張されますが、ここでは病状をざっくばらんに語ったほうがうまくいきます。

同じ病気の患者同士は、安心して病気のことを語れる戦友で、お互いに情報を交換し、退院まで支え合う関係になれます。

見舞いを断るには

本人が見舞いを喜ぶならいいのですが、疲れたり気持ちの負担になるなら、本人のために家族が上手に断りましょう。

知らせるときから「お見舞いは無用に」と断るのがいちばんですが、もし来てしまっても、

「あと○分で先生と打ち合わせがあります」、「いま眠ったところですみません」

などと言って引き取ってもらいましょう。こうした場合は、嘘も方便です。

Part 6 3

手術当日の家族の役割

手術が終わるまで待合室で待機する

手術中は家族のだれかが待機する

手術のとき家族が待機するのは、手術中になにかあっても、本人は麻酔がかかっているので、家族がそれを知っておくためです。

実際、手術してみて初めてがんの広がりがわかったり、リンパ節などからがん細胞が見つかり、手術方法の変更や、手術が中止されることがあります。

そのとき、手術室から医療関係者が出てきて、報告や説明をし、親族に手術中止への了承を求められるかもしれません。

ですから、だれかが常に待機しているという態勢をつくらなければなりません。

伴侶がいれば伴侶が行きますが、高齢だったり病弱だったりすれば、子どものだれかが待機します。よほどの事情がない限り、乳幼児や学齢の子どもは遠慮します。

そして、できるだけ2人以上が待機しましょう。長い手術でも交代で食事をしたり、休憩をとったりできるからです。親族が1人以上いれば、もう1人は頼りになる友人知人でもよいでしょう。

なお、携帯電話が病院内では使えないので、待機の交代はきちんと打ち合わせておきましょう。

手術の間は待つ方も、なにも手がつかず、緊張するものです。しかし張りつめて座り続けていると、ストレスや疲労がたまります。適当に交代して散歩したりして、気を晴らしましょう。

手術時間が長く、難しい手術のときは、経過を知らせてくれることもあります。

親族への連絡をどうするか

1人の親戚に知らせたら、あっという間にすべての親戚に伝わり、電話やお見舞いが絶えず、本人も家族も疲れ切ったということがあります。

逆に、兄弟に知らせないでいたら、患者が怒ってしまった、ということもあります。

私がお勧めしたいのは、下のような表にして眺めてみて決めるやり方です。

(連絡リスト)

A．絶対に知らせておかないと困る人	
B．ケースバイケース ・あまり交流がない兄弟姉妹、親戚 ・親友、親しくしている隣人など	
C．知らせたくない人 ・本人が知らせたくない人 ・儀礼だけで見舞いに来る人 ・本人の気にさわることを言いそうな無神経な人 ・「この病院でいいのか」など、治療についてうるさく口を出しそうな人など	
D．口止めしてほしい人 (「○○には口外しないように」)	

Part 6
4

退院後の生活設計

日常生活へのカムバックは医師の判断を仰ぎ、周到な準備を

体力が回復したら退院

治療が終わって、体力が回復したら退院を迎えます。退院後の生活はどのようにするか、その計画を立てるためには、治療がどれほど遂行できたのかを知らなければなりません。医師にそのことを確認したうえで、生活設計を立てましょう。

退院はしたものの、治療がまだ終わっていないことがあります。たとえば、外来にて化学療法を行うようなケースです。当分は、この治療を最優先した生活になります。仕事への復帰、レジャー、趣味、旅行などのプランを立てるには、すべて医師の意見を聞いて行わなければなりません。

順調にいけば、外来化学療法は数カ月で終了します。その時期を見込んで、治療終了後の生活設計をあらかじめ立ててもよいでしょう。それが準備を伴うものであれば、計画を立てて遂行するようにしましょう。食生活をはじめとして、日常生活をもとのように戻すには、医師の判断を仰いで、周到に準備をするとカムバックはすんなりいくようです。

ただ途中で副作用の影響などで治療を休止したり、中止したりする場合があります。この場合、治療終了後の生活設計は修正しなければならなくなるかもしれません。

がんが治癒したかどうかは、一般的に5年、乳がんなどは10年以上の期間、経過を見ていかなければなりません。それまでは、治療やフォローの検査、リハビリなどを生活の中心に置きましょう。そのうえで主治医と絶えずコンタクトをとって、希望する生活プランが可能かどうか意見を求めていくとよいのです。

仕事への復帰の注意点

医師から「仕事に復帰してもよいですよ」とゴーサインが出たら、嬉しいものです。気持ちはわかりますが、そこで注意をすべきことがあります。

体力の回復にもよりますが、当面は〝ならし運転〟が必要でしょう。そのためには会社の上司との相談が必要です。自身の病状と治療の状況、回復具合を伝えて協力を仰ぐようにします。心ある会社であれば、カムバックしたときの仕事のペースについて相談に応じてくれるはずです。

患者のなかには、会社にがんになったことを隠し続ける人がいます。その場合、入院したことも伏せます。出世に影響する、がんになったことが知れればクビになる、といった理由が多いようです。

できることなら会社に隠すことは避けるべきです。秘密裏のままであれば、仕事に復帰したときの仕事のペースなど相談することができないからです。隠したまま仕事に復帰すれば、会社は元のままの仕事の仕方を要求します。どの仕事もそうですが、それなりに大変な部分があります。

こう考えてみてはいかがでしょうか。その仕事の仕方を含めて、ライフスタイルに問題があったから、がんになったのではないか？

その反省のないまま仕事に復帰した場合は、ある意味で危険です。無理が生じる可能性があります。

会社の協力が得られてカムバックすることができ、体力も気力のうえでも充実を感じてきたら、上司にそのことをアピールするようにしましょう。会社がそれを評価すれば、完全復帰の時期が遠からずやってくるはずです。

Part 6 5

気力が落ちてきたら……
目標を持ってもらい孤独にさせない

「病気になっても病人にはならない」

岡山県倉敷市で「すばるクリニック」を開業している「生きがい療法実践会」の伊丹仁朗医師は、がん克服への道を、

「病気になっても病人にならない」

「これまで通り生きがいを持って普通に生き、できる範囲で社会の役に立つ」

「病気に負けず、力の限り生き抜く」

と説きます。私も同感です。

がんとなるとだれもが落ち込み、それにつれ免疫力も落ちるので、気力を高めることががん克服の要ともなるのです。

いままで仕事が生きがいだった方が、がんの闘病で、仕事の第一線から引いたら気力までガクンと落ちてしまった。そんなときは本人が「生きがいの再発見」をするまで、家族は孤独にしないようにし、さりげなく支えましょう。

仕事に復帰するための、体力づくりプランを立てるのもよいですね。

生きがいといっても、難しいことではありません。日々の生活に意欲的に、気持ちよく取り組めることが「生きがいのある生活」だと思います。

「今日は天気がいいから、花壇の手入れをしましょう」などと妻の生きがいに参加させたり、その人

に合った心が充実する行動を一緒にしてみて、生きがい探しの手伝いをしましょう。

患者会への参加

患者会に参加するのも効果的です。患者同士なら気兼ねなく話せ、心が解放され、元気になります。

また、情報交換で、疑問や不安が解消できれば、がんを克服していこうという意欲が湧くはずです。

そして仲間のために知りたい情報や疑問を感じたことなどについて調べたり、元気を出すように支えたり、イベントを企画したり、患者仲間に貢献するようになれば、大きな生きがいになります。

男性はひとりで参加するのは最初はためらいがち。妻が「一緒に行きましょう」と促すと、参加できることが多いようです。

毎日をイキイキ過ごせる小さな目標が大切

近い未来に、楽しみや希望があると、毎日がイキイキします。

たとえば子どもの結婚式があるなら楽しみに日々を過ごすし、旅に行くなら、そのために体力づくりをしよう、買い物に行こう、という気分にもなります。

安静期が過ぎたら、小さな目標を立てて行動し、毎日をイキイキと過ごしましょう。

若い世代には、仕事復帰への支援を

がんは20～30歳代の若さでも罹患します。ほとんどの患者は、休職して療養するのですが、職場からの圧力や自分の不安から離職を考えがちです。

家族は冷静に未来を見つめ、職場に戻れるよう支えましょう。

左記のような、働く患者の復職、再就職を支えるピア・サポート・グループができました。

★参考サイト

NPO法人HOPEプロジェクト

http://kibou.jp

＊CNJ（キャンサーネットジャパン）のがん情報ステーション内で就労を考える講座を開設。

Part 6

生活を改善して予防し、1日1日を充実させる

転移、再発への不安

転移や再発は誰もが持つ不安

がんの治療後は転移、再発、そして死の不安にとらわれます。私も体験者ですからわかるのですが、この不安をなくすことはなかなかできません。

不安はあるけど、いまできることに最善をつくす。それしかないのです。

不安があったとしても、落ち込んだり闘病意欲をそがない、そういう生活の仕方と心の切り返し方が必要です。

人間の体内では、毎日100万個ほどのがん細胞が生まれるそうですが、**ナチュラルキラー細胞**などの免疫機構が働いて、がん細胞はすぐに摘み取られて健康を保っている、といわれます。

ナチュラルキラー（NK）細胞とは、リンパ球のなかの免疫細胞の一種です。常に体内をパトロールし、がん細胞やウイルス感染細胞を見つけると、単独で直接攻撃してやっつけます。リンパ球のうちの15〜20％くらいの割合です。

治療によって目に見えるがんがなくなったのは、一応健康な状態に戻ったことになります。だったら、食生活に気をつけるなど再発予防の努力をして、毎日を楽しい予定で埋めて充実させ、NK細胞を増やしましょう。

私の場合、具体的には、野菜中

心の食生活、ストレッチ体操、犬の散歩、書道や絵を描く趣味の時間を持つ日常を送っています。

がん撲滅を訴える仕事、患者会での交流が入ると、生活時間はそれなりに変化しますが、1日をメリハリつけてリズムよく暮らすようにしています。

夜には、自己チェック。だいたいの日は「今日も1日再発防止ができた」と思うようにしています。

ケセラセラ

夫の死で人生が暗転した経験から、人の生き死にはわからないのだから、いつ終わってもいいように、いまを充実し楽しんで生きよう、と決意しました。

折にふれ、息子と娘とも、再発や死について話し合います。そのうちに、再発してもこのまま、前向きに取り組んでいくだろう、と思えるようになりました。

(ナチュラルキラー細胞が強い人ほど，がん手術後の生存率が高い)

※頭頸部〈口腔、鼻腔、咽頭など〉のがんの人々のキラー細胞の強さと生存率（シャンツ博士の研究）

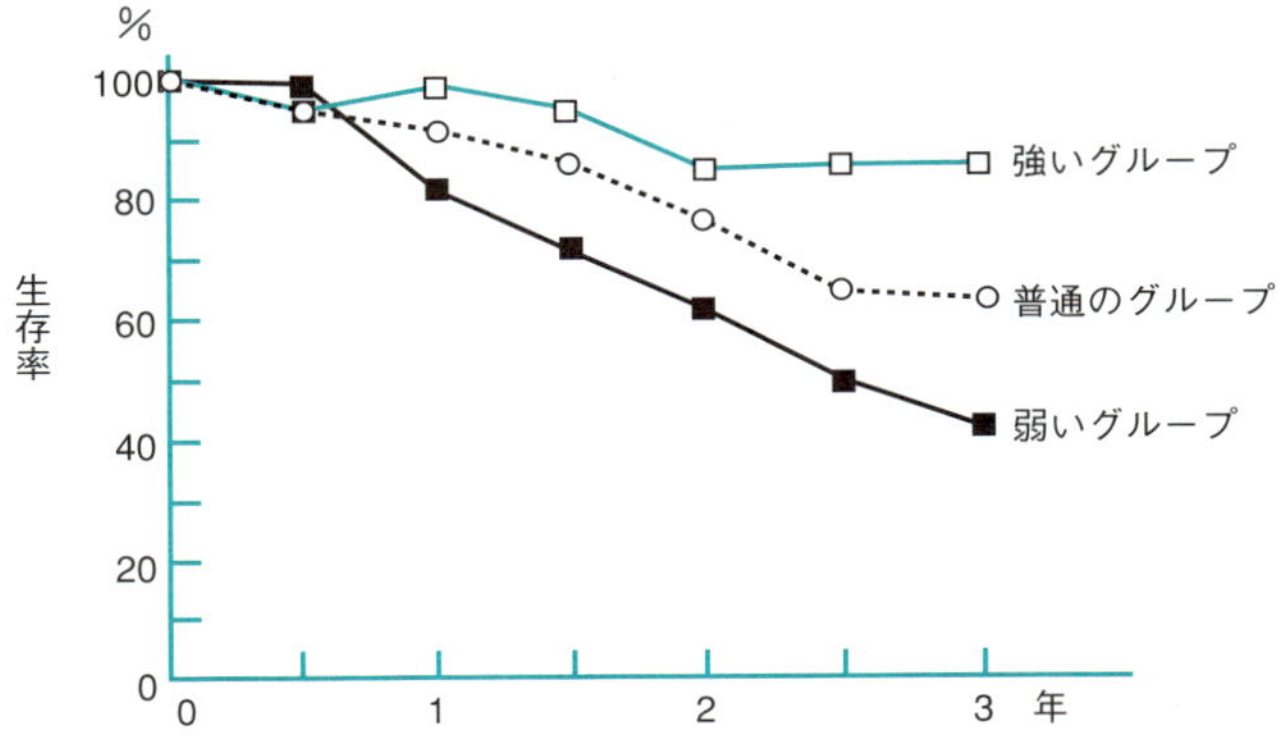

Part 6
7

笑いの効用

「笑う門には福来たる」の気持ちで、ナチュラルキラー細胞を活性化

笑いと健康増進の関係

「にもかかわらず笑う」

と提唱するのは、死生学で名高いアルフォンス・デーケン教授です。がん専門の月刊誌でデーケン先生と対談させていただいてから、私は折にふれ、この言葉を思い返し、無理にも笑い顔をつくるようにしています。

笑いの効用が明らかになったのは、1978年アメリカのジャーナリスト、ノーマン・カズンズが笑うことで膠原病を治した経験を本にしてからです（『笑いと治癒力』など）。この本は全世界に衝撃を与え、笑いと健康増進についての研究が始まりました。

日本では先に紹介した伊丹医師が、落語を聞いた前と後とでナチュラルキラー細胞の変化を測定しています。ナチュラルキラー細胞は、笑顔をつくるだけでも高まるという研究もあります。

私もがん体験者。ですから、憂鬱なことがあったときや、ストレスが大きいなと感じたときは、ひとりニコッと笑顔をつくり「にもかかわらず笑う」ようにしています。

病気も笑い飛ばそう

誰もが、笑いが心身を解放してくれた経験を持っていると思います。

落語や喜劇のライブに行った

り、ＤＶＤで鑑賞したりして、笑いを日常に取り入れることは、免疫力を高めることになります。

でもいちばん効果的なのは、ユーモア家族になって、なにかと言えば笑うという家庭になることです。

がんは不思議なツワモノ。

不安のなかで歯を食いしばって闘病して、ストレスをためれば再発転移させ、アハハと笑いながら気にもせず楽しく行動していたほうが押さえ込める。そんな例をたくさん見てきました。

笑いとは自己や状況を客観視したズレから、起こると言います。

たとえば患者本人が、

「ガンガン生きてきて、がんになった」

というような、ブラックなジョークを言っても、笑ってあげてください。

悲壮になるより笑い飛ばそう、とハスに構えてみてください。

がんを防ぐための12カ条

＊財団法人がん研究振興財団（監修：国立がんセンター）発行「がんを防ぐための12カ条」より

1 バランスのとれた栄養をとる　**―いろどり豊かな食卓にして―**

2 毎日、変化のある食生活を　**―ワンパターンではありませんか？―**

3 食べすぎをさけ、脂肪はひかえめに　**―おいしい物も適量に―**

4 お酒はほどほどに　**―健康的に楽しみましょう―**

5 たばこは吸わないように　**―特に、新しく吸いはじめない―**

6 食べものから適量のビタミンと繊維質のものを多くとる　**―緑黄色野菜をたっぷりと―**

7 塩辛いものは少なめに、あまり熱いものはさましてから　**―胃や食道をいたわって―**

8 焦げた部分はさける　**―突然変異を引きおこします―**

9 かびの生えたものに注意　**―食べる前にチェックして―**

10 日光に当たりすぎない　**―太陽はいたずら者です―**

11 適度にスポーツをする　**―いい汗、流しましょう―**

12 体を清潔に　**―さわやかな気分で―**

Part 6
8

旅の健康増進効果

患者と医師とで海外旅行へ出かける「逸見晴恵の〝いっつ癒しの旅〟」

患者と医師が語り合う旅

「仲間同士で支え合い、悩みをまるごと抱き取り合う。異文化や大自然のなかで、日常の感覚の軸を変化させて、心を解放したい」

それが私が企画している「いっつ癒しの旅」の目的です。旅の趣旨に賛同してくださる医師が旅の仲間として参加します。

「がんの過剰な不安や取り越し苦労を取り除く、それには正しい知識と、自分の治療への理解も必要です。それをゆっくり伝えることができるのは旅がもってこい。旅のすべてを通して、自分のなかの生命力や気力に気づいていただきたい」

とは、第1回目に参加された故・土屋繁裕医師の言葉です。この回は最大18キロを踏破するトレッキング。そして土屋医師の「卒業プログラム」では、がんと向き合う質疑応答が行われ、体も心も冒険の旅でしたが、効果は抜群でどなたも体力、気力の充実を実感してくれました。

第1回の成功をきっかけに、がん専門医と行く海外旅行を年に一度、実施してきました。

2回目はフランスの聖地、ルルド（竹中文良医師）へ。

それ以後ベルギーのブルージュ（野納邦昭医師）、マレーシア（三好立医師）、ドイツ（水上治医師）、スペイン（今充医師）と6回を数えました。

5回目のドイツから、俵萠子さん（作家・評論家で「1・2の3で温泉に入る会」代表。日本がん患者団体支援機構理事長）が参加してくださっています。

患者同士で旅すれば

「手術や治療の辛さ。不安や心の苦悩は、同じ思いをした人でしかわからないもの。家族は大きな支えだけれど、ときには家族の苦悩にも気を遣ってしまうのが、がん患者なのよ。だれにも気兼ねなく、こんな旅してみたかった」

（63歳・女性）

「海外旅行は行きたいけれど、なにかあったら不安だし家族も許してくれない。でもがんの医師がついてきてくれるなら、行ける」

（55歳・女性）

というのが、参加者が参加を決めた理由です。

日常から離れて旅に行く、それだけでもストレスから解放され、免疫力アップにつながります。

そのうえ、同行する医師に気軽に相談できるので、それまで抱えていた、疑問やモヤモヤが解消した、という人も多く、それも心を軽くしたようです。

ナチュラルキラー細胞が活性化

「いっつ癒しの旅」は、「生きがい療法実践会」の伊丹仁朗医師の活動に感動し、企画しました。

伊丹医師は1987年にがん患者7人をモンブランの登頂に導きました。登頂したなかのひとり、番匠和美さんは卵巣がんの手術を受け「5年生存率25％」と言われた状態でモンブランに登り（初めての登山でした）、その後20年かけて日本100名山を踏破しました。旅で見つけた生きがいが、その後の免疫力を高め、結果としてがんを克服されたのだと思います。

「いっつ癒しの旅」でも、私は参加者の心身への驚くほどの効果を実感しています。

旅の後に実施された参加者のアンケートから拾ってみると、

「私のなかになにか変化が起きた」

（58歳・女性）

「大自然と自分が一体になって、

いままで経験したことのないような『これから健康になれる』という気持ちをもつことができたのです。これは、なにか言葉では言い表せない気持ちなのです」

（66歳・男性）

という感動的な意見が多いのです。

旅の楽しさを思い出すたび、旅先での実感をよみがえらせて、気力と免疫力を上げ続けていってほしい、そう祈りながら、再会を期します。

旅の免疫力増進の客観的なデータが取れないかと思い、第5回目のドイツで水上治医師が、参加者の協力を得て、出発直前と到着直後に空港で血液採取をしてくださいました。

長いフライトで疲労の極みであったのにもかかわらず、リンパ球数の平均値は下がっていますが、明らかにナチュラルキラー細胞の平均値はアップしていました（下のデータ参照）。

★参考サイト

＊「逸見晴恵の〝いっつ癒しの旅〟」の情報は、逸見晴恵のホームページで。

http://www.officeitumi.com

（「いっつ癒しの旅」ドイツ旅行者検査データ）

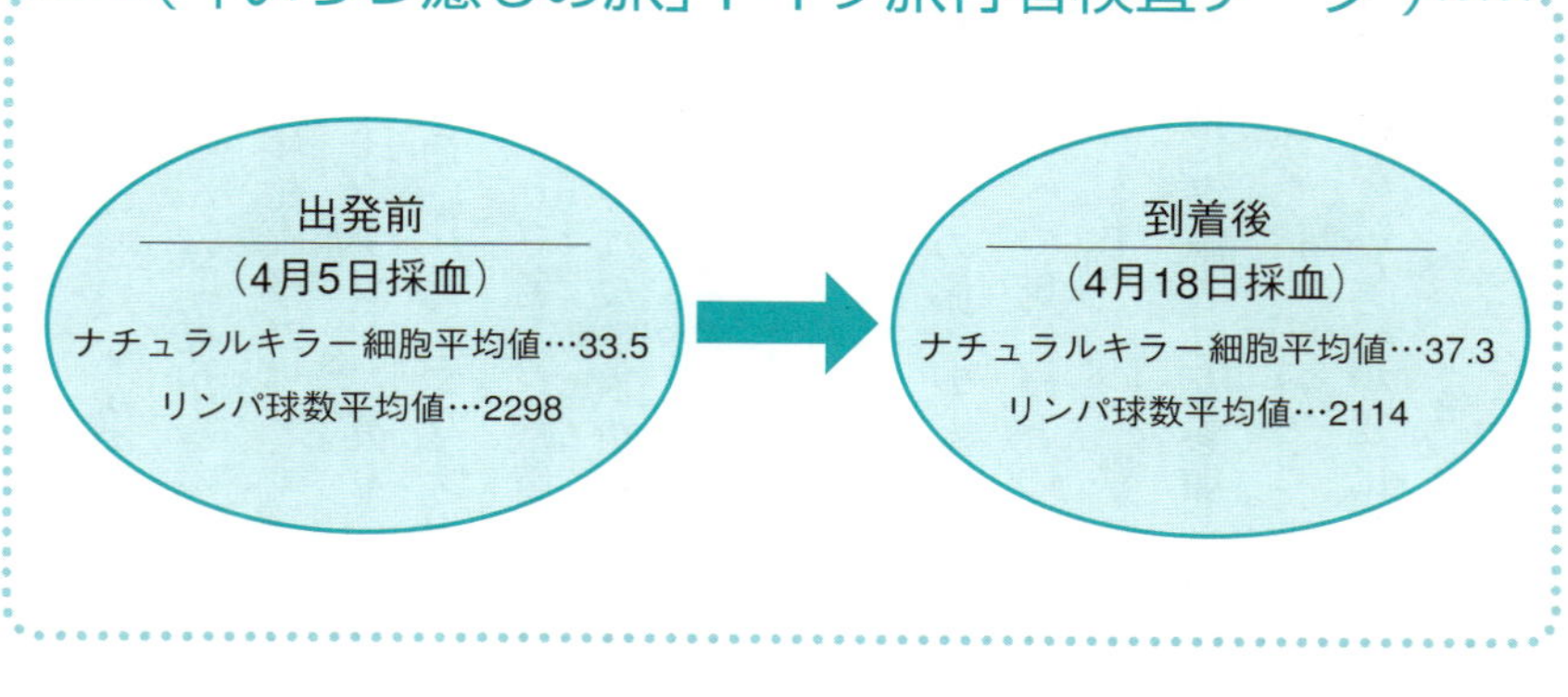

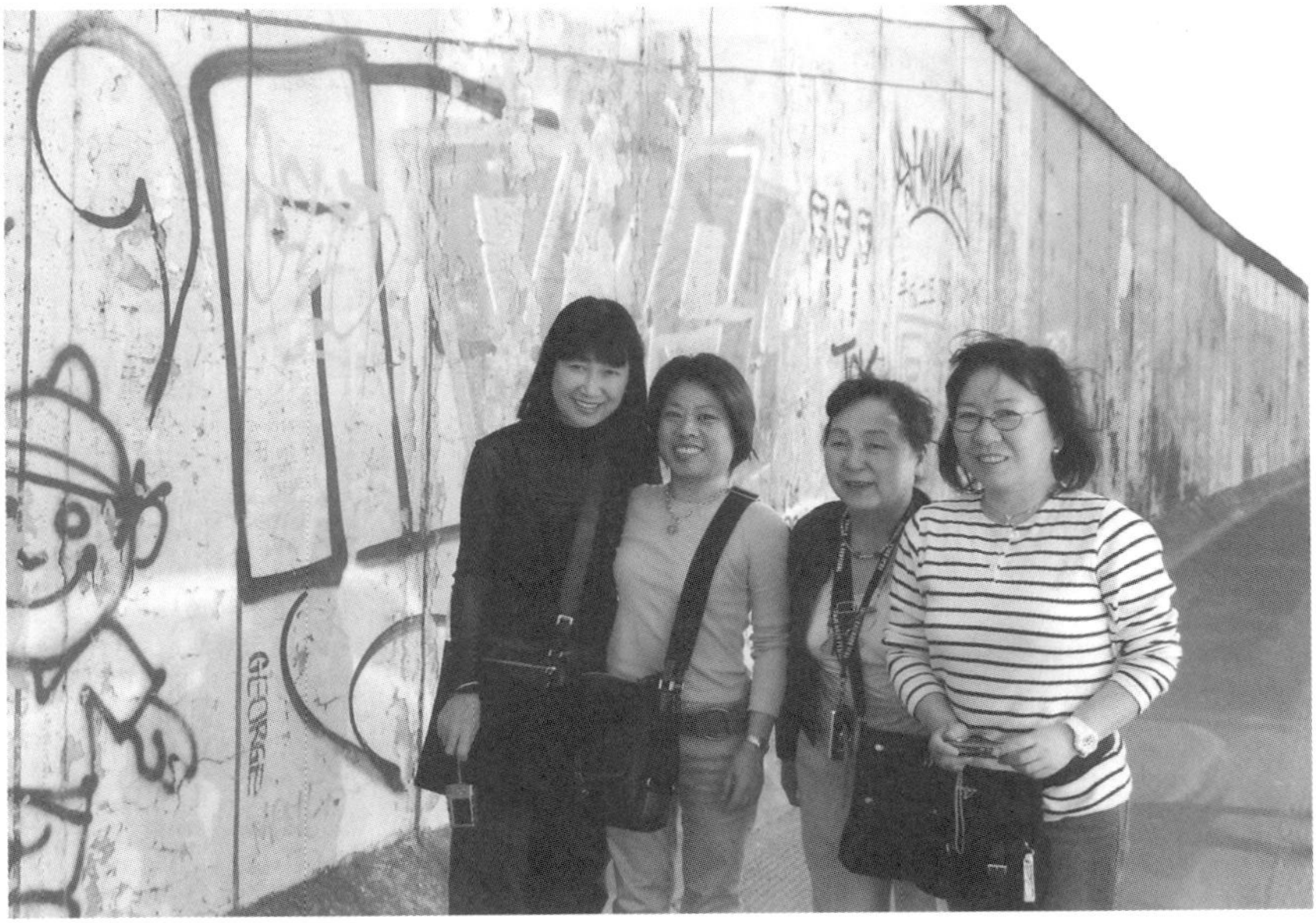

「東西ドイツの壁」の前にて

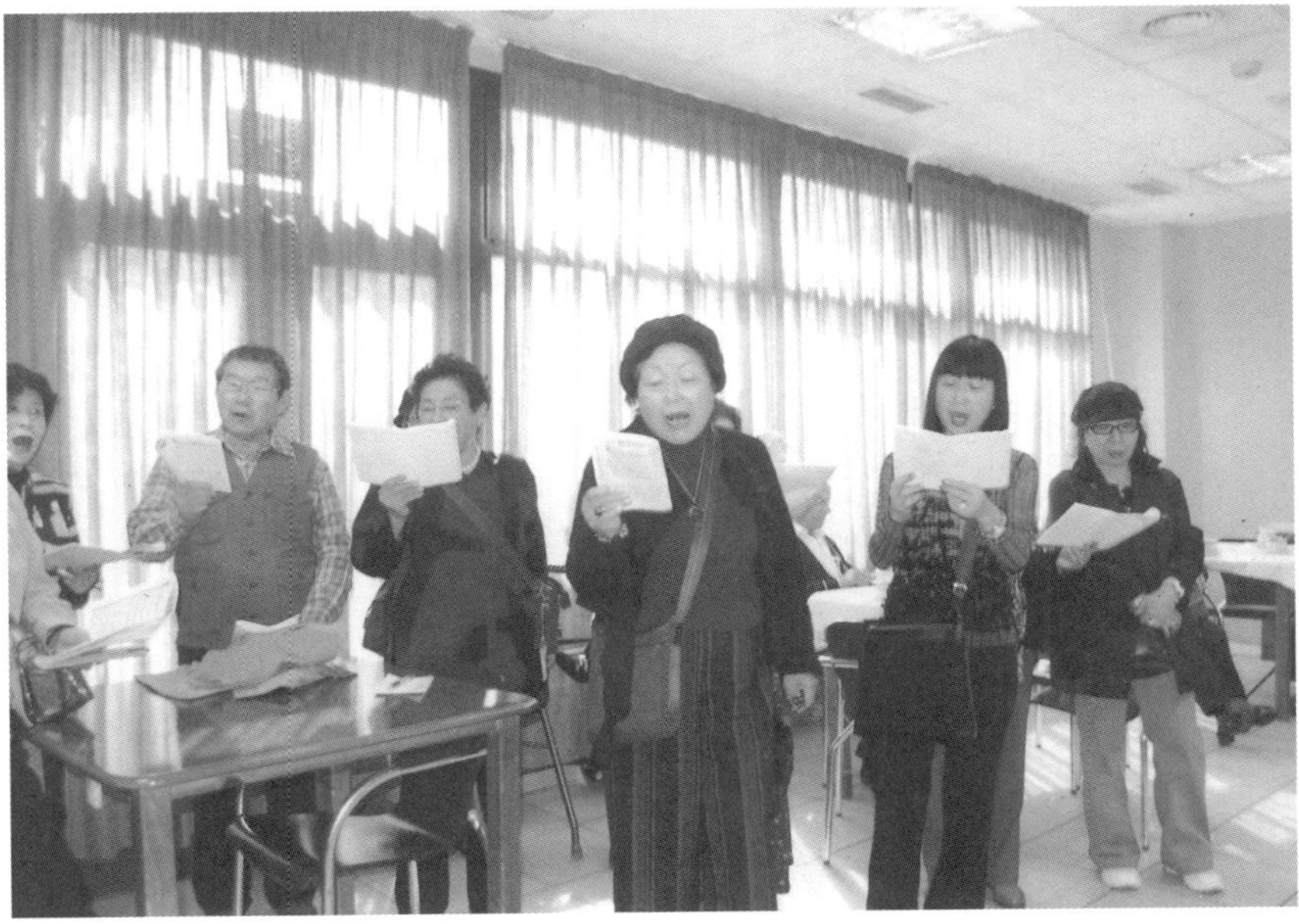
老人ホームにて歌を歌う

Part 6
9

再発を防ぐために
行動的に動き回ることは、がん克服の強い味方

歩くことで免疫力アップ

国立がんセンター予防研究部長、津金昌一郎医師の研究で、適度な運動が大腸がんの発症を低下させる、とわかりました。

がん治療中や回復後の再発予防に、適度なウォーキングが注目を集めています。だれでもどこでもできることと、ウォーキングにはストレス解消の効果があり、免疫力を上げることが大きな関心を呼んでいるのです。

がん体験者同士で月に一度、トレッキング旅行をしているグループがあります。

大自然のなかでなるべく平らなところを歩き、疲れたら温泉で一泊するそうです。

「3、4時間歩くので、けっこう体力を使います。脱落したら恥ずかしいから、日常でも歩くようになりました。生活習慣病予防にもなるし、一石三鳥の感じです」

「温泉がないところは、グルメを組み合わせて、楽しい旅にします」

という方々。どなたもお肌つやつや、外からでも免疫力がアップしているのがわかります。

治療中から、あるいは治療後に夫婦で歩き始める方もたくさんいます。

散歩と買い物、趣味の集いへ行く道の一部分を歩くなど、歩く習慣をつけるために家族が協力をしています。

静養より活動

かなり重いがんを克服して、元気に活躍している方が私の周りにはたくさんおられます。

患者会のお世話役、織物を織る、トレッキング、旅行、活動の中身は違っていても、その方々に共通しているのは、いつも何カ月か先まで予定が入っていることです。

ある患者会から発生した旅行の会は、月に1回、自然のなかに出ていきます。年齢もまちまち、主婦も会計士も技術者もオシャレな方もそうでない方も、交じって楽しそうです。

がんが結んだ新しい友達の輪です。

「予定表を見ながら、次のイベントを楽しみにして、毎日をイキイキ過ごす。落ち込まない。それが新しい生き方」

と言うのは、そのなかのひとりです。

最近では手術後すぐに、ベッドから起こし、歩かせるのが普通になりました。静養するより、体を動かしていたほうが治りも早い、とわかってきたのです。

がんの予防でも、歩くことが役立つという研究があります。旅でも免疫力が高まります。こういう情報を総合すると、再発予防には、行動的であれ、ということになりますね。

先述のように、笑いは免疫を高めるのですが、ひとりで笑うのはなかなか難しい。気の合った仲間と歩いたり、食事したり、展覧会や観劇に行く。そこには必ず笑いがあり、免疫力がついてくるわけです。

大勢でわいわいが苦手な方は（実は私もそうです）、仕事や、社会との関わりで、予定表を埋めましょう。仕事や活動の合間には好きな集中できる趣味に没頭するのもいいですね。

仕事をしている方は、過労とストレス解消に気をつけてください。1日のうちに、心身ともにリラックスする無心な時間を、1時間組み込む工夫をしましょう。

私は書道や油絵、犬の散歩で無心な時間を持ちます。メリハリある日常で、落ち込みや運動不足を防ぎましょう。

Part 6
10

食欲のないときには

料理も器も栄養も彩りのよい食卓をつくる

抗がん剤や薬の副作用などで、食欲がなくなることがあります。食欲が落ちたら、少量の料理を彩りよく器に盛って、楽しく食べるようにしましょう。

味覚の変化への対応

・甘く感じる

みりんや砂糖での味付けを控え、刺激の少ないフルーツビネガーやレモン、柑橘類の酸味で味付けをします。

煮物の代わりに、炒めたりゆでた野菜を、レモンと醤油で和えるなどで代用しましょう。

・苦い味、金属的な味を感じる

赤身の肉を食べるときに、苦みや金属的な味を感じやすいのです。タンパク質を摂るには鶏肉や魚に変えましょう。金属の食器も避けます。

・味を感じない

一時的に味を感じられなくなることがあり、本人は砂を噛むようだと食べたがらなくなります。家族は「いずれ戻るのだから」と励まし、なんとか食べてもらいましょう。

・調理の匂い、脂や魚の匂いを嫌がる

「天ぷらの揚がる匂いはダメ。けれどパンを焼く香ばしい匂いはイイ」などと言うときがあります。どの匂いがよく、どれが苦手かを言ってもらい、その匂いに気をつけましょう。体調によって変化するので、昨日イヤで今日はイイということもあります。そうであってもそれを指摘したりせず、おおらかに対応しましょう。

・熱い料理や冷たい料理が苦手

本人が食べやすい温度を聞いて、なるべくそれに近づけるように、料理を冷まして出します。

体の変化への対応

・口内炎で痛む

口内に刺激のない料理、たとえば茶碗蒸しなど、調理を工夫します。

・だるくて食欲がない

家族揃って楽しく食事する、好きな音楽を流す、など、気分を変える工夫をしましょう。

・疲れている

体調のいいときに少しずつ食べるようにします。

・おなかが張る

食事のときの汁物やビールなどの発泡飲料を避けます。

その分、食事と食事の間に少しずつ水分を摂るようにします。

脂肪の多い乳製品や食品、ガスを発生しやすい芋類、豆類、根菜類、タマネギ、ニンニク、キャベツなどを控えます。それでも改善しないときは、医師や栄養士のアドバイスを受けてください。

私は整腸作用を助ける「ラクティス」等を飲んでいます。

・口や喉が乾く

すぐに口や喉が乾くという訴えがあったら、こまめに水分を補給します。あるいは小さい氷、シャーベット、柔らかいゼリーなど好みのもので水分を摂るのも有効です。また、スイカ、メロン、巨峰などの水分が多い果物を薄く切って、水分を摂り、果物カスは出してもらうのも気分転換になります。

・飲み込みづらい

喉に問題があって飲み込みが悪くなったら、ゼリー状や半熟卵状の飲み込みやすさを目安にして、料理を刻んだり、あんかけにして喉元を通りやすくしましょう。場合によっては、さらさらした水にむせることもあります。市販のとろみをつける物質で、水分ゼリーをつくり水分を摂ってもらうこともあります。

Part 6
11

環境の整備

居住空間を快適に。ときには改造で気分一新

知人の話2例です。がん手術後にひどい冷え性になった彼女は家を大改造。床暖房と最新式の空調を入れました。

「これで足下がいつも暖かく、室内の温度も一定。空気清浄機付きの空調で、花粉症も楽になった」と喜んでいます。がんになる多くの方は中高年、それまでの生活様式を変えるときでもあります。

家の改造が必要なら、再発予防に役立つ改造をしましょう。

闘病のため仕事を辞めた夫。病状が落ち着くと、人づきあいが苦手で勧めても患者会にも行かず、趣味もなく、落ち込み気味に。そこで妻が自分の趣味のランづくりのために、温室をつくろうと提案し、夫が家の改造の図面を引き始めました。

「隠れていた才能が出てきたんです。図面引きでどんどん元気になって、改築が始まると、大工さんに習って木工を始めるようになりました。いまはシルバー人材派遣に登録して、ひとさまの家の小さな改造をお手伝いしています。そのおかげか、再発もなく元気にしています」

と妻は喜んでいます。

がんも病状によっては**介護保険**が適用になります。介護保険では必要に応じて、手すりの取り付けや床のバリアフリー化に、補助が出ることがあります。ケアマネジャーに相談してみましょう。

介護保険の対象となる住宅改修

住宅改修にかかった費用（20万円が上限）の1割を自己負担。いったん改修費用の全額を改修事業者に支払い、後日、対象となる改修費用の9割が払い戻されます。手続きは地域包括支援センターやケアマネジャーに相談を。

手すりの取り付け

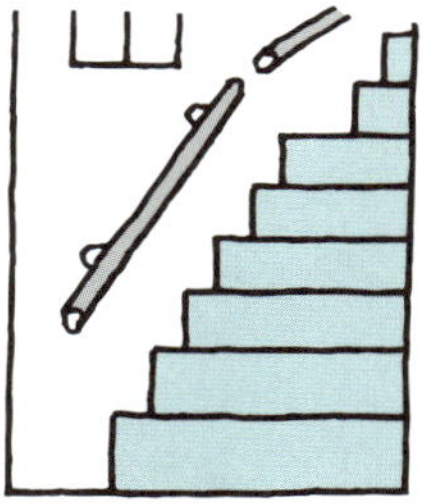

滑り止め、床材の変更
（畳から板張りなどへの変更、滑りにくい舗装材への変更、階段の段板の取り替え、表面加工、すべり止めの取り付けなど）

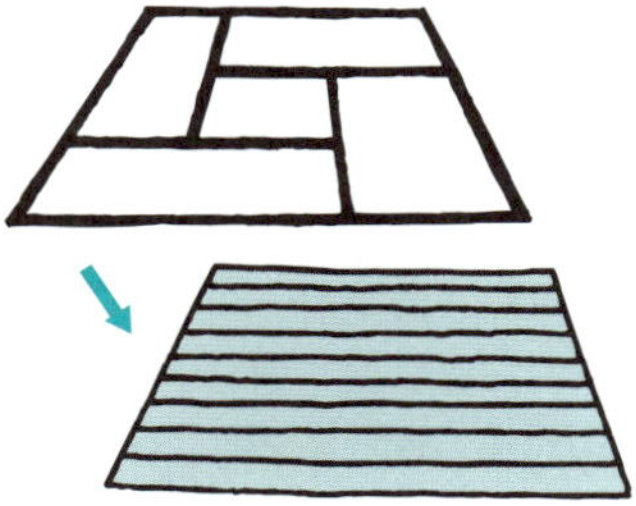

段差の解消
（スロープの設置、敷居を低くするなど）

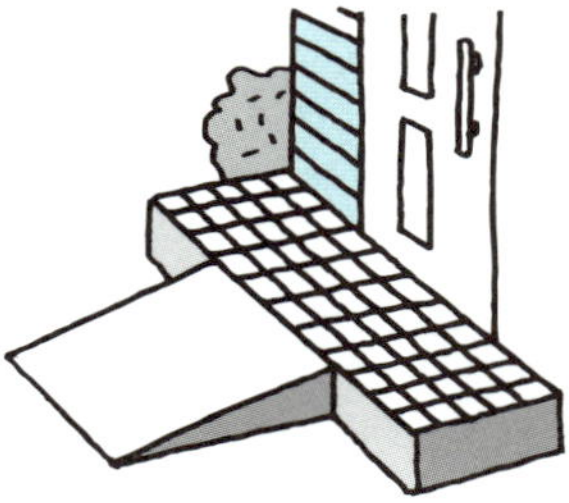

引き戸などへの扉の取り替え
（ドアノブの変更や戸車の設置なども含む）

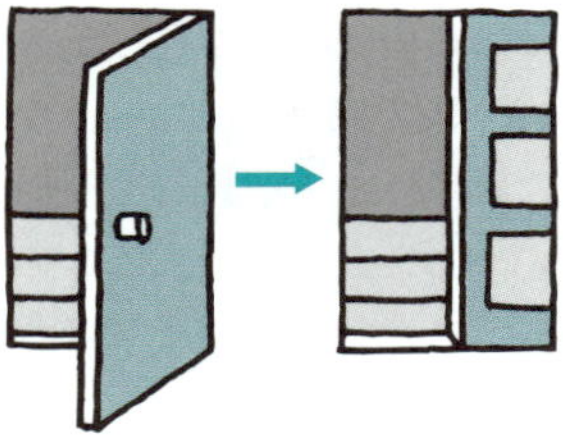

洋式便器などへの便器の取り替え

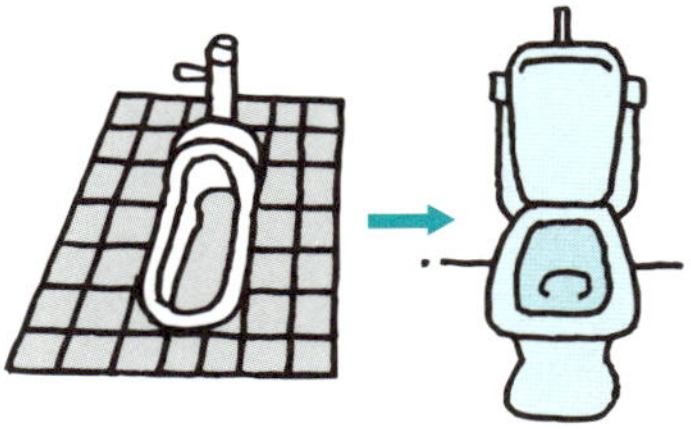

改修に伴って必要となる工事
（下地の補強や給排水設備工事など）

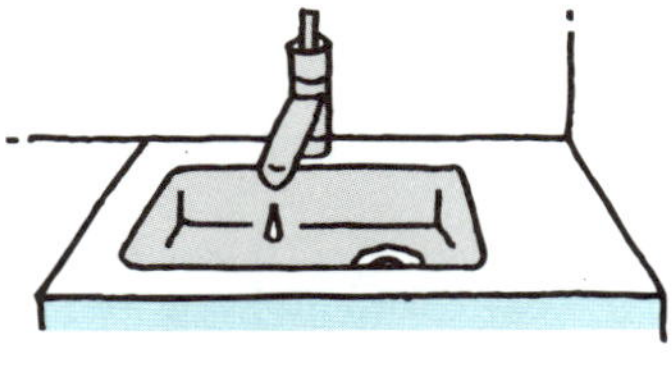

出典：『シングルライフの老い仕度』（箕輪和秀・金子祐子・長岡美代著／実務教育出版刊）

医師への謝礼は必要か？

医師への謝礼はいつも頭を悩ませる問題です。私も患者家族の方からよく質問されるので，ある医師に聞くと，次のように話してくれました。

「研修医時代は安月給で，ほんとうにありがたかったから，謝礼をいただくと，何回も病室に見に行ったりしました。

でも，医師となったら，お金で動くわけではないし，もらったと意識しているとやりづらいから断ります。無理にもらったとしても忘れてしまうことにしています」

とはいえ，実際にはお金を積んだのか，人脈なのか，VIP待遇で入院してくる患者さんがいます。ある看護師に聞いたのですが，そういう患者さんは医療スタッフからは，反発を買う危険性が高いそうです。

その看護師は続けて，そっとこう言っていました。

「教授にお願いして執刀してもらったのに予後がよくない，そういうことはよくあるんです。有名な先生より，その弟子の中堅の先生が手術がうまいのに……」

お礼の気持ちを表したいと思い，差し入れるお菓子なども，だれからもらったものなのかはっきりしないまま，すぐにごちゃごちゃになってしまうそうです。

それでも，医療スタッフのみなさんに食べてもらえればいい，となれば，差し入れをするのも意味のあることになります（病院で禁止されていない場合ですが）。

長時間の手術の場合，医療スタッフは飲まず食わずで立っているので，終わったときに，簡単に食べられるものを差し入れると喜ばれます。

「ハンバーガーとか，すぐつまめるのり巻きとかうれしいんです。ジュースもいいですね。もうフラフラですから，とりあえず血糖値を上げるものを食べたいんですよ」
という話を聞いたことがあります。

しかし実際，手術のときに家族はそこまで気がまわりません。ですが，手術時間が長いようなら，待つ家族にも暇があるわけです。待機する人々で手分けをすれば，差し入れを準備できるかもしれません。考えてみましょう。

Part 7

がんの治療費と保険について

Part 7
1

がん治療の費用

進行度や治療法によって大きな差がある治療費

1回の入院治療費の平均は100万円強

がんの治療費はいくらくらいかかるのか、不安に思う人は多いのではないでしょうか。

平成13年と14年度に厚生労働省が行った調査報告によると、1日当たりの治療費は3万848円、平均在院日数（実質的な入院日数）は34・9日となっており、それから算出すると1回の入院治療で約108万円かかることになります。3割負担の公的医療保険に入っている人は、その3割が自己負担額になります。

ただこれはあくまでも平均的な額で、これより安くすむ場合、逆に高くなる場合、双方があり得ます。その境となるのは、発見されたときの、がんの進行度と考えてもよいかと思います。

胃がんを例にとって見てみましょう。

粘膜にとどまっている初期がんであれば、口から入れる内視鏡によってほとんど痛みもなく切除することができます。入院は数日間です。内視鏡治療は7万円ぐらいで、それに検査代や薬代、入院費などを足すと、約20万円ぐらいになります。3割負担だと約7万円の自己負担になります。

ところが開腹して胃を全摘する手術になると、入院期間が1カ月前後になるなど100万円を軽く突破してしまいます。

　進行したがんほど治療費が高くなるのは、すべてのがんで当てはまります。

放射線治療や抗がん剤治療の場合

　初期で見つからない場合、進行度やどこのがんかによっても違いますが、手術、放射線、抗がん剤を総動員する比率が高くなります。するとその分、治療日が加算されることになります。放射線治療は1カ月以上に及ぶことがよくあります。外来で行うことが多いので、交通費も加算されます。

　抗がん剤治療は、標準治療の場合は保険の適用になります。サラリーマンでは3割負担になりますが、保険適用になっていない薬だとその分は自己負担になり、毎月数万円から数十万円になる場合もあります。保険適用でも新しい抗がん剤ほど高額で、自己負担額が高くなりがちです。大腸がんのオキサリプラチンやアバスチンがよい例です。

　がんの治療費については、NTT東日本関東病院、静岡県がんセンターのホームページや民間保険会社のAflac（アメリカンファミリー生命保険会社）がホームページで、がん種別におおよその費用を載せています。これも参考になります。

★参考サイト

NTT東日本関東病院
http://cancernavi.nikkeibp.co.jp/guide/0303.html

静岡県がんセンター
http://www.scchr.jp/yorozu/pdf/syo_tiryouhiikura.pdf

Part 7
2

高額医療費の返還制度

毎月の医療費には上限があり、超えた額は医療保険から支給される

1カ月の上限額とは

入院や通院でがんを治療すると、3割負担や1割負担でも数十万円になることがあります。しかし私たちが同一の医療機関に支払う医療費は、1カ月ごとに上限が決められていて、それを超えると各人が加入している公的な医療保険から超えた額は支払われる仕組みになっています。この制度を「**高額療養費制度**」と言います。

ただし、ここでいう1カ月ごとの上限額というのは、カレンダー上の月のことで、入院や通院した日数ではありません。たとえば4月3日から20日間入院や通院をした場合、決められた1カ月の上限額を超えると、それ以上の自己負担はしなくてもよいのです。

しかし同じ20日間の入院や通院でも4月と5月にまたがっているような場合は、上限額は2カ月の合算になってしまうのです。

病院窓口での立て替えがなくなる

さて手続きですが、2007年4月より制度が変わりましたので、これについて説明します。

以前は「一般」の収入区分のサラリーマンなどは病院の窓口で3割を負担していました。その額が40万円だとすると、はるかに上限額を超えています。その差額を戻してもらうために、加入している

公的医療保険の窓口へ行き、「高額医療費」の払い戻し申請をしなければなりませんでした。申請をして実際に戻ってくるのは2〜3カ月先になり、その間は個人が立て替えることになっていたのです。

２００７年4月からは、入院費の自己負担分に限って病院の窓口で、各人の上限額を支払えばすむようになりました。立て替えがなくなったのです。ただし、入院中に自身が加入している公的医療保険から発行してもらった「限度額適用認定証」を病院の会計窓口に提出する必要があります。それをしなければ、立て替えが必要となりますので要注意です。

また、70歳以上では入院と通院の場合で上限額や手続きが違いますので、病院窓口で確認したほうがよいでしょう。

医療費控除との違い

よく医療費控除と高額療養費返還制度の違いがわからないという声を聞きます。

医療費控除は、治療費や薬代、通院費など、1年間にかかった医療費総額が10万円以上になったときに、確定申告などで地域の税務署に申告するものです。支払いを証明する領収書が必要です。

高額療養費の返還制度は、医療機関に支払った医療費が1カ月間に一定の額を超えた場合に返還されるものです。申請は保険証に記載されている社会保険事務所にします。

（１カ月の限度額の例）

上限額は70歳未満の人では「上位所得者（平均月収53万円以上）」、「一般」、「低所得者」の３つの区分があり、それぞれ違います。限度額の算出法には難しい算定公式がありますが、「一般」を例にとって説明すると、以下のようになります。

80,100円 ＋（総医療費 － 267,000円）× 1％

これで算出すると約９万円が上限額になります。

Part 7
3

高額療養費への対応

医療費の貸付制度や健康保険の給付制度を利用する

高額療養費貸付制度

前項で紹介した「高額療養費制度」を利用するとき、病院の会計窓口で、とりあえず自費負担分を支払わなければならないケースがあります。その支払いなど当座の資金を貸し付ける制度がありま す。「**高額療養費貸付制度**」と言い、高額療養費の支給い見込額の8割相当額を無利子で貸してくれる制度です。

手続きについては、国民健康保険に加入している方は市町村によって貸付を受けられる金額などが違いますので、国民健康保険担当窓口に問い合わせてください。

高額療養費貸付制度に似た貸付制度に、「**高額療養費の受領委任払い**」があります。自己負担分のみを病院の窓口で納め、残りの高額療養分は保険者（健康保険組合など）が直接病院に支払う方法です。保険者によって実施していたり、していなかったりしますので、保険証に記載してある保険者まで問い合わせてください。

医療費助成制度はその他にもありますが、詳しくは病院の相談室やソーシャルワーカーに相談してみるべきです。

健康保険の給付制度

医療費の助成制度ではありませんが、がんと闘病することで、仕事ができなくなるケースがありますが、そんなとき**傷病手当金**という被保険者本人だけを対象とする健康保険の給付制度があります。最短4日から1年6カ月を上限に給付されます。

医師が「働けない」と診断をすれば標準報酬日額の3分の2相当の金額が給付される制度です。

組合健康保険（組合健保）、政府管掌健康保険（政管健保）、共済組合保険などの健康保険の被保険者本人だけが対象となります。残念ながら、国民健康保険では、ほとんど適用例がないようです。

手続きの仕方ですが、勤務している会社の社会保険担当者がやってくれる場合もあります。本人や代理人（家族など）が手続きを行う場合、「健康保険傷病手当金請求書」に、勤務実態についての会社の証明と、病状についての医師の意見を記入してもらい、加入している健康保険組合（あるいは会社が依頼している社会保険事務所）に申請します。

傷病手当の適用条件として、医師が「働けない」と診断する場合を挙げましたが、そのほかに働けない間の給料を雇用側が支払わないときがあります。あるいは支払っても大幅に減額されるような場合でもそうですが、雇用者に「健康保険傷病手当金請求書」を記入してもらい、必要な資料を添付してもらいます。

なお傷病手当金は、他の保険制度で給付があれば支給されません。労災保険の休業補償給付、障害厚生年金、障害手当金、出産手当金、老齢退職年金給付などです。

これらの給付が少ない場合は、傷病手当金との差額が給付されます。

闘病によって休業を余儀なくされる、仕事を休まざるを得ない、という状況まではいかず、以前より軽い労働への異動を勤務先より打診され、医師がそれを容認した場合は、傷病手当金は給付されません。この点、注意が必要です。

ちなみに私は、所得保障保険に加入していますが、これはなかなか良いものです。

Part 7
4

混合診療の行方

これからどうなる？ 保険医療と自由診療の混合

原則的に認められていない混合診療

「**混合診療**」とは、保険診療と自由診療（全額自費負担）を混合して行う診療のことです。わが国では原則的にこれを認めていません。

もし保険診療をしていて、途中で保険適用になっていない治療を受けたりすると、治療以外の検査代や入院費なども含めて全面的に自由診療になってしまいます。

理由は、有効性や安全性が確認できない非科学的な医療を助長してしまうことになりかねない、というのが主なものです。

確かに一理はあります。ところが、次のような難しい問題が噴出しています。

●未承認薬を使用するとき

わが国では未承認の薬を使わざるを得ないがん患者さんがいます。他の治療法、他の抗がん剤では効果がなくなって、未承認薬に希望を託すようなケースです。現状では月に数十万円かかる費用を患者さんが泣く泣く負担しています。

●回数制限を超える医療

各種腫瘍マーカー検査（92ページ参照）は保険で認められてはいますが、回数の制限があります。腫瘍マーカー検査は、再発のチェックをする際に有効な検査法ですが、それに制限をかけてしまうと再発の発見が遅れてしまうケースが出てくる懸念があります。

●先端医療を受けるとき

効果や安全性の検証が十分ではないが、一部の臨床試験でよい成績を上げ、将来的に有望な先端医療がたくさんあります。たとえば肝がんのラジオ波焼灼療法は2004年4月に保険適用になったのですが、以前は全額自己負担になっていました。

先進医療の規制緩和

以上のようなケースでは、全額自己負担の診療となるのは患者にとってきつすぎます。そこで混合診療を部分的に認める施策がとられています。**先進医療**といって、医療機関が対象疾病を決めて先進医療を行いたいと厚生労働省に申請し、認可されれば先端治療の実費負担のみでそれを受けることができます。

数年前までは大学病院など一部の医療機関のみが認可を受けていましたが、規制緩和策があり、いまは多くの病院で行えるようになってきています。2008年4月現在では、**91**種類の先進医療が行われています。そのなかには、がん医療に関するものも数多く含まれています。その医療の中身と、実施している医療機関のリストは厚生労働省のサイトで見ることができます。

主な先進医療をあげてみると、たとえば抗がん剤感受性試験があります。抗がん剤の効き方には個人差があって、治療を受けてみなければそれはわかりません。現代医療の限界で仕方がないこととはいえ、もし効果がなければ、副作用だけを体験することになってしまいます。

抗がん剤感受性試験は、こういった無駄な副作用をなくそうという目的で始まりました。患者から採ったがんの組織をバラバラにして培養。試験管のなかで抗がん剤と混ぜてがん細胞の死滅具合を見て、効かない抗がん剤を予測するのです。再発胃がんに対する抗がん剤を選ぶときについては、2008年に保険適用になっています。

★参考サイト
厚生労働省
http://www.mhlw.go.jp/topics/bukyoku/isei/sensiniryo/kikan.html

Part 7 5

補完代替療法

手術、放射線、抗がん剤治療が及ばなくなったときの代替療法

補完代替療法とは

手術、放射線、抗がん剤の3大療法が及ばなくなったら、**補完代替療法**を行うという選択肢があります。代替療法のなかには、大学病院などで行われている実験的・先端的な療法もあれば、民間療法的なものもあります。

前者には温熱療法、凍結療法、免疫細胞療法などがあります。後者では健康食品、サプリメントや鍼灸、マッサージ、気功、アーユルベーダ、漢方、ホメオパシーなど多数あります。

補完代替医療とは字義通り解釈すれば、代わりの医療となりますが、現実には3大療法にとって代わる療法はありません。単独でがんを治癒させる、消去させるものはないとされています。薬事法が改定される前はよく、がん患者の体験談として、「○○を使ってがんが消えた」などといった広告を目にしました。いまでもこれに近い広告を見かけることがありますが、科学的に証明されたわけではないと思いますので鵜呑みにしないことです。

代替療法を行うとすれば、あくまでも3大療法を「補完する」という考え方で、がんの治癒は望めないが、症状緩和では役立つものがあるという態度で臨むのが賢明でしょう。

補完代替療法の費用

その費用ですが、これはまったくまちまちで基準はないと思ってよいでしょう。そのなかにあって一部の大学病院やクリニックで行われている細胞免疫療法は、免疫を担う血球を活性化させて、がんを攻撃させるという狙いがありますが、がんが消滅することはごく稀にあるもののコンスタントではありません。

細胞免疫療法のひとつ、活性化自己リンパ球移入療法は、肝がんの再発を予防する、腹水による症状をとるなどの目的で一部の大学病院では先進医療として厚生労働省に申請し、認可を得て行っています。その場合は先進医療の部分だけ実費で、あとの検査代などは保険診療で行えます。ただその実費が1回20万円ほど、通常は6回コースですので軽く１００万円を突破してしまいます。

ほんの1例をあげましたが、代替療法はどれも公的保険は適用されず、費用も実施機関によって、あるいは健康食品や機能性食品であればメーカー・販売会社によってバラバラで明確な基準はなく、数千円からかなり高額（10万円前後）なものもあります。経済的に余裕があれば別ですが、借金をして行うにはかなりのリスクが生じます。費用に見合う効果が期待できればよいのですが、どれくらいの率でそれが期待できるかもまったくわかりません。

2～3カ月試しても、なんら変化がないようであれば止める、というような、明確な基準を設けて試す心づもりが必要ではないかと思われます。

健康食品を選ぶ基準としては、安全性の試験など、きちんとデータが揃っている商品、「トクホ」のマークのついた商品であれば、安心できるのではないでしょうか。

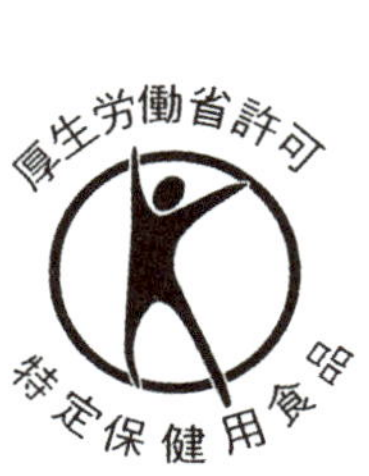

特定保健用食品マーク

Part 7
6

介護保険の利用

サービスを受けるための手続きと利用上の注意点

65歳以上の人で身体が不自由になり、介護が必要と認定されれば、原則的に費用の1割負担をして、さまざまな介護サービスを受けることができるという**介護保険制度**。がん患者でも、この制度を利用することができます。

介護保険を利用するにあたって注意をしなければならないのは、申請のタイミングです。末期がんは病状・病態が急変することがよくあります。したがって病院を退院してから申請をすると、認可されるまで通常は1カ月以上かかりますので、間に合わないケースが意外とあるのです。

退院前に手続きをして、退院後、直ちにサービスを受けられるようにすべきです。手続きについては左ページを参照してください。

末期がんであれば、40歳～64歳でも介護保険を利用できるようになりました。以前は、その年齢で介護保険サービスを受けるには、16種類の特定の疾患が原因となって身体が不自由になることが条件となっていました。２００６年の4月から、末期がんがその特定疾病に追加されたのです。

注意しなければならないのは、このケースで介護保険の利用を希望する際、申請は本人の意思で行うことが前提となっている点です。〝がんの告知を受けている人〟だけが適用されるということです。

要介護認定の流れ

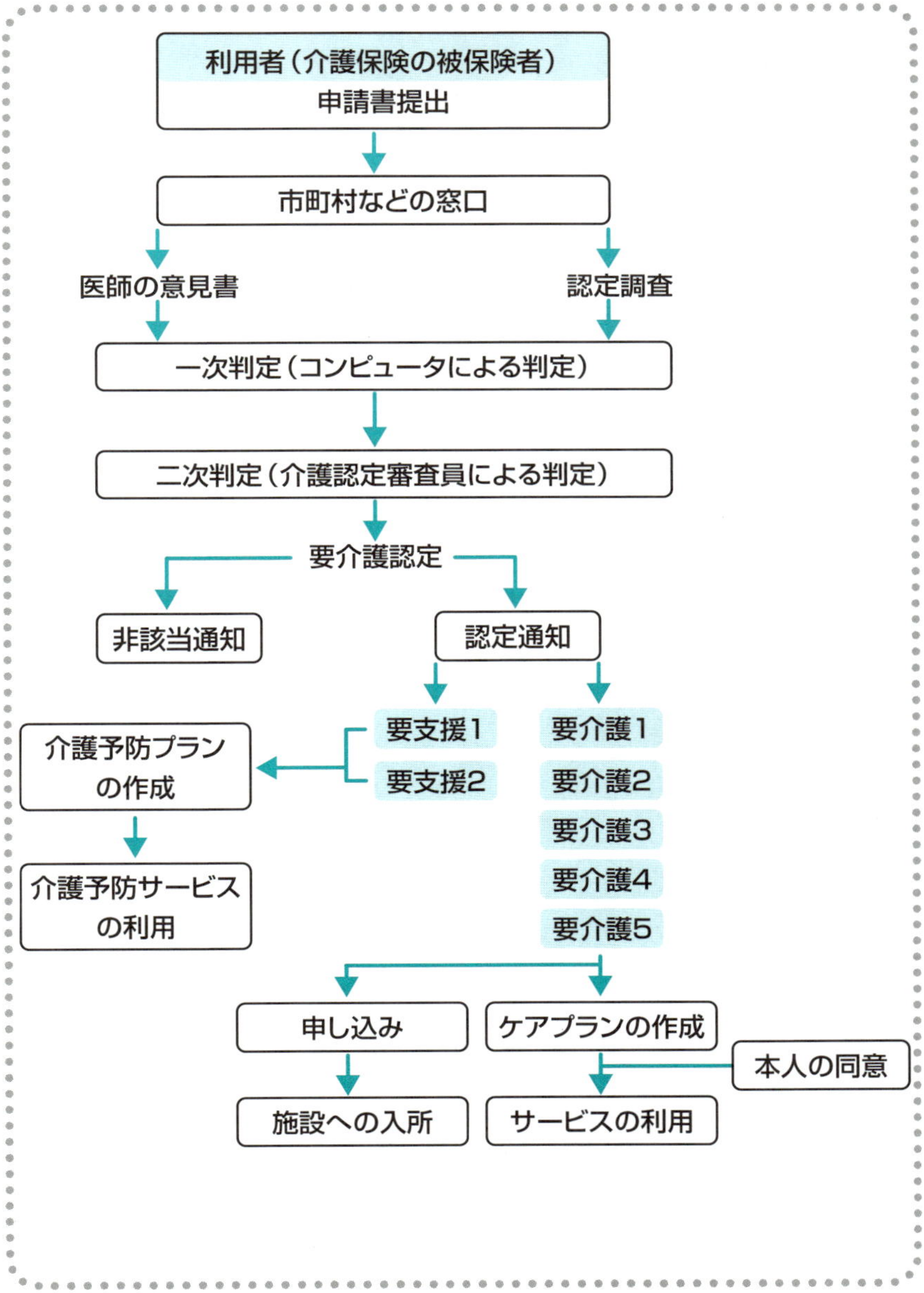

出典：『親の認知症が心配になったら読む本』（小川陽子著／実務教育出版刊）

Part 7
7

介護保険の申請の仕方
要介護認定を受けたらケアプランを作成する

要介護度の認定

末期がんの診断を受けた人で、在宅医療をする人は、公的介護保険のサービスを利用できるかもしれません。それには患者自身の意思に基づく申請が必要となります。毎月、介護保険料を納めている人は有資格者です。

手続きは、住民票のある自治体（市町村）の役所窓口に申請をして、身体が不自由であることの認定を受けなければなりません。不自由度（要介護度）は5段階に分かれており、その判定によって受給できる金額が決まります。

たとえば「要介護1」は、食事や入浴、排泄はおおむね独力でできるが、立ち上がることや歩行が不安定な人です。「要介護5」は、生活全般にわたり介助を必要とする寝たきりの人などとなります（制度上は、「要支援1、2」の区分もある。前ページ参照）。

ケアプランの作成

毎月の受給額は十数万円から最高で三十数万円となり、その範囲内で、受けたいサービスをケアマネジャーと相談のうえ決定してサービスを受けます。

在宅療養をする際に、どんなサービスを受けると助かるかは、体の不自由具合や、家族がどれくらい介助できるかといった介護環境によって違います。その辺りのことは、サービス内容を決めるときケアマネジャーとよく相談するとよいでしょう。

月曜日と木曜日に在宅訪問介護を受けて、家事を手伝ってもらう、昼食をつくってもらうなどというように、1週間単位の介護サービスのスケジュールを決めます。

実際、サービス開始になって、介護環境などの変化により、サービス内容を変更したいことがあります。その場合は、ケアマネジャーに相談するとよいでしょう。

末期がんで介護保険サービスを受ける際、問題となるのは要介護度の判定が低くなりがちなことです。外見上は元気で、実際に起居や歩行など、普通の人のようにできることが多いからやむを得ないのですが、その後、体調が急変し、要介護度が変化することはありがちなことです。

その場合、見直しは可能なのですが、手続きに1カ月以上かかることはザラで、家族に負担がかかることになります。

退院してから介護サービスをすぐに受けるためには、その前に申請をしておく必要があります。病院にケアマネジャーやソーシャルワーカーを置いているところが増えてきましたので、相談してみるとよいでしょう。

（介護保険サービスの例）

訪問介護	ホームヘルパーが家庭を訪問し、食事、家事、入浴、排泄の介助や、日常生活の手助けをする。
福祉用具購入費の支給	排泄や入浴に使う用具、たとえば腰掛便座や入浴補助用具、移動用リフトのつり具、特殊尿器、簡易浴槽などの購入費の支給を受けることも可能。上限は 10 万円で期間は 1 年間。
住宅改修費の支給	がん患者が家庭で過ごすための、住宅改修の費用が支給されることもある。たとえばトイレや風呂場の手すりの取り付け、段差の解消、開き戸を引き戸にするなど、いわゆるバリアフリーのための小規模な改修費用の支給を受けることが可能。上限は 20 万円（190 ～ 191 ページ参照）。
福祉用具の貸与	車椅子やベッドなどの福祉用具を借りることができる。

Part 7
8

在宅医療の設計

自宅での緩和ケアをサポートする医療・介護の支援体制

◆在宅ケアの支援体制

がんの患者で治療の手立てがなくなったような場合、自宅（在宅）での緩和ケア（療養）を希望されることが多いようです。これまではその支援体制が整備されていませんでしたが、国の医療費抑制の意図もあって、在宅ケア支援体制の整備が急になっています。

　在宅ケアを行う際に必要な支援体制とは、以下のようなものです。

・往診をしてくれる医師が近くにいる。
・看護師を派遣してくれる訪問介護ステーションが近くにある。

以上は必須であり、できることなら24時間体制で対応してくれる医師・看護師がいると安心です。

　がん診療を行う地域の基幹病院には、在宅ケアに熱心に取り組んでいるところもあります。基幹病院自体は往診はしないのですが、往診をしてくれる医師がどこにいるか、地域の情報を把握しており、連絡を取り合って、受け入れ態勢をつくってくれます。がんの治療を受ける際、患者さんの病状、病態によっては、最初からそういった病院を選ぶという選択肢もあります。

　そういった病院では、地域の看護ステーションや介護ヘルパー会社と契約を結んで、在宅ケアの支援体制を築いているところもあります。

在宅ケアにかかる費用

在宅ケアにかかる費用の目安を書くと、医療費は1日当たり1万6850円と決まっています。

医師は週1回以上の訪問診療を行います。医師と看護師を合わせれば、最低週4回以上の訪問を行うことになります。医師と看護師が同日に訪問した場合は、1回と数えます。定額制のため、その範囲内であれば、処置や訪問回数による費用の変動はありません。

患者の負担額は、どの健康保険に加入しているかによって異なりますが、3割～1割の負担となります。

一般に在宅ケアは入院している場合より費用負担が軽減すると言われていますが、往診などの回数が増えると高くなることもあります。

在宅ケアの実例

乳がんが肺と骨に転移しているPさん（64歳）は、医師や家族と相談のうえ、在宅ケアを行うことになりました。病院とつながりのあるホスピスに入所する道もありましたが、Pさんは自宅で過ごすことを強く希望しました。

現在の病状は、とりわけ強い自覚症状があるわけではありません。日常生活も人の手を借りずに独力でできます。Pさんも40年間、暮らした自宅に帰ってこられたことが精神の安定をもたらしたようで、とても穏やかな表情になりました。「自宅に帰ってきてよかった」と何度も口にしました。

ただ病状は確実に進行しており、3カ月前に比べて、骨シンチグラフィの黒い点の数は全身に増えています。肺の病巣も広がっています。そこで入院先の病院の医師は、Pさんの居住地で在宅ケア支援に熱心に取り組んでいるクリニックの医師を見つけてくれて、連携をとりながら支援をしていく方針を示しました。

自覚症状はだんだん強く出るようになり、その対策を整えていなければならないというのです。

まず骨の痛みに対する対策ですが、痛みが出はじめたら自宅から40キロも離れている病院へ通うのは大変です。そこで腫瘍の抑制をする化学療法や放射線治療は病院で行い、骨の破壊を抑えるビスフォスフォネートや、痛み止めの医療用麻薬の投与および管理は、近くのクリニックでやっていくことになりました。

次に肺の症状としては、病変が広がることでいずれ呼吸が苦しくなることが予想されます。そこで酸素吸入のためのボンベや機器をも自宅に設置して、扱い方を本人および家族が学びました。

痰の吸入も自宅でできますが、難しい場合はクリニックの医師が駆けつけるように話し合いました。それらの機器は病院から借りることにしました。

車椅子や電動ベッドが必要になるかもしれませんので、自治体の福祉課へ相談し、レンタルできる目処をつけておきました。

さらに病状が進んだ場合は、家族の介護では対応するのは難しくなります。そういうときはいつでもクリニックの医師が駆けつけてくれる態勢をつくってくれました。いざとなったら病院と連絡をとり、受け入れてもらうことになりました。

これらの費用は、病状や支援環境によって違いがあるので一概には言えませんが、月額10万円前後というケースが多いようです。

自宅での緩和ケアを支援する病院やクリニックは、まだきわめて少ないのが実情ですが、なかには複数の医療機関あるいは医師がネットワークを築いて、緊密に連絡を取り合い、当番制で当たっているところがあります。

経営的にはプラスになるものではないのですが、患者や家族のためになりたいという精神で行っているのです。そういった医療機関、医師が近くに存在しているかもしれませんので、探してみましょう。

★参考サイト

末期がんの方の在宅ケアデータベース

http://www.homehospice.jp/db/db.php

＊都道府県別に在宅ケアに熱心な病院名をリストアップ。

（自宅療養をサポートする体制の一例）

■訪問看護ステーション中井

〒259-0151 神奈川県足柄上郡中井町井ノ口1000-1
Tel：0465-80-3980
Fax：0465-80-3979
http://www5a.biglobe.ne.jp/~stnakai/

「外来に通うのが大変になってきた」という方や「できる限り自宅で苦痛なく過ごしたい」という方のために… 同じ法人の「ピースハウス病院」の医師が往診しています。苦痛な症状が出たときに、なるべく早く対処できるように医師と連携しながら緩和ケアをおこなっています。

例えば…

もし夜中や休日などにご自宅で急な痛みが出たときなどは、まずあらかじめお知らせしておく「緊急時連絡先」にお電話いただき、必要に応じて当番の訪問看護師が訪問いたします。主治医へ連絡をとり、薬の変更など必要に応じて対処しています。ご本人やご家族と相談しながら方針を決めていきます。

入院について…

もし介護面等で大変になった場合はピースハウス病院へ一時入院をすることも可能です。在宅療養をしている方を優先していますので、入院の希望があるときはなるべくご希望にそえるように、病院側も早めの対応を心がけています。また、退院してご自宅に戻りたいときは、病棟スタッフと打ち合わせをしながら退院準備をすすめています。

0465—81—8900（ピースハウス病院）

出所：「訪問看護ステーション中井」のホームページより

Part 7
9

終末期医療の現場

まだまだ数が足りない終末期に安心して過ごせる施設

緩和ケア病棟やホスピスという施設

がんの末期では、**緩和ケア病棟**や**ホスピス**で過ごす道もあります。こうした施設は、病院の病棟のひとつとしてその敷地内にあることもあれば、独立した施設として存在していることもあります。

緩和ケア病棟やホスピスの最大の長所はケアが細やかなことです。患者が終末期を過ごすための看護、介護面の配慮が尽くされていると言えるかと思います。

苦痛を和らげるための治療や看護が積極的に行われます。看護師はそのために訓練されており、また、いろいろな相談を受けてくれるソーシャルワーカーもいます。世間話の相手になったり、物語を読んでくれるボランティアが参加していることもあります。

施設によっては精神面のケアをする臨床心理士がいるところもあります。医師を中心にそういったスタッフが連絡を取り合いながら、患者ひとりひとりに見合った対応を心がけています。そうしたチーム医療が最大のメリットですが、過ごしやすい建物、室内環境も気配りが行き届いています。

緩和ケア病棟やホスピスに入所しても、症状が悪化して緊急の医療が必要になることもあります。入所に当たってはその連携がどうなっているかも重要なチェックポイントになるでしょう。

ホスピスを選ぶときに気をつけるポイントとしては次のようなことが挙げられます。

ホスピスは治癒を目指すのではなく（ホスピスに入ったからと言って「治療しなくてもいい」というのではありませんが）、痛みや苦しさ、不安などを和らげて、残された期間を安らかに過ごすことに主眼を置いた医療です。そのために必要なスタッフが十分かどうかが、重要になります。

たとえば看護師は患者１・５人に対し１人以上と、通常より手厚くなっています。

また患者や家族のさまざまな相談にのってアドバイスをくれるソーシャルワーカーを専任で置いている施設は24%という調査結果があります。話し相手になったり本を読んだりするボランティアの存在も重要です。このあたりをチェックして選ぶとよいでしょう。

終末期の医療費

費用ですが、すべての健康保険が使えます。また前に述べた高額療養費制度（196ページ参照）が利用できますので、ほぼ一般病院の入院費用程度の自己負担になります。

医療費は、受けた医療を加算していく出来高ではなく、定額制になっています。たとえば社会保険の場合、１日の医療費３万７８００円の３割（１万１３４０円）が自己負担額となります。その30日分が月額の費用となるわけではなく、上限額を払い、残りは高額療養費制度で助成されることになります。

このように多くのメリットがある緩和ケア病棟ですが、施設数が少なく、なかなか入所できないのが現状です。がんの終末期でここで過ごせるのは全体の数パーセントだというデータがあります。緩和ケア病棟で過ごすことを希望する場合は、がんの治療を開始する時点からそのような施設を持っている病院を選ぶのもひとつの方法です（巻末の「日本ホスピス緩和ケア協会正会員〔緩和ケア病棟入院科届出受理施設〕一覧を参照）。

◆巻末資料1

がん診療連携拠点病院指定一覧

・都道府県がん診療連携拠点病院

・地域がん診療連携拠点病院

◆巻末資料2

NPO法人 日本ホスピス緩和ケア協会正会員

〔緩和ケア病棟入院料届出受理施設〕

（平成25年8月１日現在）

がん診療連携拠点病院指定一覧

「がん診療連携拠点病院」とは，国立がんセンターのほか，都道府県に原則として１カ所指定される「都道府県がん診療連携拠点病院」と，２次医療圏（住民が日常生活圏内で一般的な治療を受けられる地域として都道府県が決めたエリア）に１カ所指定される「地域がん診療連携拠点病院」のことを指します。

国からがん診療の連携・支援を推進するために指定された医療施設であり，全国各地にこうした医療機関が生まれるのは，医療の地域格差をなくし，「がん医療の均てん化」を図るという目的を達成するためです。平成25年8月1日現在、都道府県がん診療連携拠点病院は51施設、地域がん診療連携拠点病院は346施設で、合計397施設が「がん診療連携拠点病院」として認可を受けています。
（厚生労働省ホームページより）

【都道府県がん診療連携拠点病院】

	都道府県名	医療機関名	所在地	指定年月日
1	北海道	独立行政法人 国立病院機構 北海道がんセンター	北海道札幌市白石区菊水4条2丁目3番64号	平成25年4月1日
2	青森県	青森県立中央病院	青森県青森市東造道2丁目1-1	平成22年4月1日
3	岩手県	岩手医科大学附属病院	岩手県盛岡市内丸19-1	平成22年4月1日
4	宮城県	宮城県立がんセンター	宮城県名取市愛島塩手字野田山47-1	平成22年4月1日
5	宮城県	東北大学病院	宮城県仙台市青葉区星陵町1番1号	平成22年4月1日
6	秋田県	国立大学法人 秋田大学医学部附属病院	秋田県秋田市広面字蓮沼44番2	平成22年4月1日
7	山形県	山形県立中央病院	山形県山形市大字青柳1800番地	平成22年4月1日
8	福島県	公立大学法人 福島県立医科大学附属病院	福島県福島市光が丘1番地	平成22年4月1日
9	茨城県	茨城県立中央病院・茨城県地域がんセンター	茨城県笠間市鯉淵6528	平成22年4月1日
10	栃木県	栃木県立がんセンター	栃木県宇都宮市陽南4-9-13	平成22年4月1日

11	群馬県	国立大学法人 群馬大学医学部附属病院	群馬県前橋市昭和町 3丁目39番15号	平成22年4月1日
12	埼玉県	埼玉県立がんセンター	埼玉県北足立郡伊奈町小室 818	平成22年4月1日
13	千葉県	千葉県がんセンター	千葉県千葉市中央区仁戸名町 666-2	平成22年4月1日
14	東京都	東京都立駒込病院	東京都文京区本駒込3-18-22	平成22年4月1日
15	東京都	公益財団法人 がん研究会 有明病院	東京都江東区有明3-8-31	平成22年4月1日
16	神奈川県	地方独立行政法人 神奈川県立病院機構 神奈川県立がんセンター	神奈川県横浜市旭区中尾 1-1-2	平成22年4月1日
17	新潟県	新潟県立がんセンター 新潟病院	新潟県新潟市中央区川岸町 2丁目15番地3	平成22年4月1日
18	富山県	富山県立中央病院	富山県富山市西長江2-2-78	平成22年4月1日
19	石川県	国立大学法人 金沢大学附属病院	石川県金沢市宝町13番1号	平成22年4月1日
20	福井県	福井県立病院	福井県福井市四ツ井 2丁目8番1号	平成22年4月1日
21	山梨県	山梨県立中央病院	山梨県甲府市富士見 1丁目1番1号	平成22年4月1日
22	長野県	国立大学法人 信州大学医学部附属病院	長野県松本市旭3丁目1番1号	平成22年4月1日
23	岐阜県	国立大学法人 岐阜大学医学部附属病院	岐阜県岐阜市柳戸1番1	平成22年4月1日
24	静岡県	静岡県立静岡がんセンター	静岡県駿東郡長泉町下長窪 1007	平成22年4月1日
25	愛知県	愛知県がんセンター 中央病院	愛知県名古屋市千種区鹿子殿 1-1	平成22年4月1日
26	三重県	国立大学法人 三重大学医学部附属病院	三重県津市江戸橋 2丁目174番地	平成22年4月1日
27	滋賀県	滋賀県立成人病センター	滋賀県守山市守山 五丁目4番30号	平成25年4月1日

28	京都府	京都府立医科大学附属病院	京都府京都市上京区河原町通 広小路上ル梶井町465	平成22年4月1日
29	京都府	国立大学法人 京都大学医学部附属病院	京都府京都市左京区聖護院 川原町54	平成25年4月1日
30	大阪府	地方独立行政法人 大阪府立病院機構 大阪府立成人病センター	大阪府大阪市東成区中道 1-3-3	平成22年4月1日
31	兵庫県	兵庫県立がんセンター	兵庫県明石市北王子町 13番70号	平成22年4月1日
32	奈良県	奈良県立医科大学附属病院	奈良県橿原市四条町 840番地	平成22年4月1日
33	和歌山県	和歌山県立医科大学 附属病院	和歌山県和歌山市紀三井寺 811-1	平成22年4月1日
34	鳥取県	国立大学法人 鳥取大学医学部附属病院	鳥取県米子市西町 36番地の1	平成22年4月1日
35	島根県	国立大学法人 島根大学医学部附属病院	島根県出雲市塩冶町89-1	平成22年4月1日
36	岡山県	国立大学法人 岡山大学病院	岡山県岡山市北区鹿田町 2丁目5番1号	平成22年4月1日
37	広島県	国立大学法人 広島大学病院	広島県広島市南区霞 1丁目2番3号	平成22年4月1日
38	山口県	国立大学法人 山口大学医学部附属病院	山口県宇部市南小串 一丁目1番1号	平成22年4月1日
39	徳島県	国立大学法人 徳島大学病院	徳島県徳島市蔵本町 2丁目50番地の1	平成22年4月1日
40	香川県	国立大学法人 香川大学医学部附属病院	香川県木田郡三木町池戸 1750-1	平成25年4月1日
41	愛媛県	独立行政法人 国立病院機構 四国がんセンター	愛媛県松山市南梅本町甲 160番	平成22年4月1日
42	高知県	国立大学法人 高知大学医学部附属病院	高知県南国市岡豊町小蓮 185番地1	平成22年4月1日
43	福岡県	独立行政法人 国立病院機構 九州がんセンター	福岡県福岡市南区野多目 3丁目1番1号	平成22年4月1日

44	福岡県	国立大学法人 九州大学病院	福岡県福岡市東区馬出3-1-1	平成22年4月1日
45	佐賀県	国立大学法人 佐賀大学医学部附属病院	佐賀県佐賀市鍋島 五丁目1番1号	平成22年4月1日
46	長崎県	国立大学法人 長崎大学病院	長崎県長崎市坂本 1丁目7番1号	平成22年4月1日
47	熊本県	国立大学法人 熊本大学医学部附属病院	熊本県熊本市本荘 1丁目1番1号	平成22年4月1日
48	大分県	国立大学法人 大分大学医学部附属病院	大分県由布市挾間町 医大ヶ丘1丁目1番地	平成22年4月1日
49	宮崎県	国立大学法人 宮崎大学医学部附属病院	宮崎県宮崎市清武町木原 5200	平成22年4月1日
50	鹿児島県	国立大学法人 鹿児島大学病院	鹿児島県鹿児島市桜ヶ丘 8丁目35-1	平成22年4月1日
51	沖縄県	国立大学法人 琉球大学医学部附属病院	沖縄県中頭郡西原町字上原 207番地	平成22年4月1日
計 51病院				

【地域がん診療連携拠点病院】

	都道府県名	医療機関名	所 在 地	指定年月日
1	北海道	市立函館病院	北海道函館市港町 1丁目10番1号	平成25年4月1日
2	北海道	市立札幌病院	北海道札幌市中央区北 11条西13丁目1番1号	平成25年4月1日
3	北海道	砂川市立病院	北海道砂川市西4条北 3丁目1番1号	平成25年4月1日
4	北海道	社会医療法人 母恋 日鋼記念病院	北海道室蘭市新富町 1丁目5番13号	平成25年4月1日
5	北海道	王子総合病院	北海道苫小牧市若草町 3丁目4番8号	平成25年4月1日
6	北海道	JA北海道厚生連 旭川厚生病院	北海道旭川市1条通 24丁目111番地3	平成25年4月1日

7	北海道	北見赤十字病院	北海道北見市北6条東 2丁目1番地	平成25年4月1日
8	北海道	JA北海道厚生連 帯広厚生病院	北海道帯広市西6条南 8丁目1番地	平成25年4月1日
9	北海道	市立釧路総合病院	北海道釧路市春湖台 1番12号	平成25年4月1日
10	北海道	社会福祉法人 函館厚生院 函館五稜郭病院	北海道函館市五稜郭町 38番3号	平成25年4月1日
11	北海道	KKR札幌医療センター	北海道札幌市豊平区平岸 1条6丁目3-40	平成25年4月1日
12	北海道	社会医療法人 恵佑会 札幌病院	北海道札幌市白石区本通 14丁目北1番1号	平成25年4月1日
13	北海道	札幌医科大学附属病院	北海道札幌市中央区南 1条西16丁目	平成25年4月1日
14	北海道	JA北海道厚生連 札幌厚生病院	北海道札幌市中央区北 3条東8丁目5番地	平成25年4月1日
15	北海道	手稲渓仁会病院	北海道札幌市手稲区前田 1条12丁目1-40	平成25年4月1日
16	北海道	国立大学法人 北海道大学病院	北海道札幌市北区北 14条西5丁目	平成25年4月1日
17	北海道	旭川医科大学病院	北海道旭川市緑が丘東 2条1丁目1番1号	平成25年4月1日
18	北海道	市立旭川病院	北海道旭川市金星町 1丁目1番65号	平成25年4月1日
19	北海道	独立行政法人 労働者健康福祉機構 釧路労災病院	北海道釧路市中園町 13-23	平成25年4月1日
20	北海道	独立行政法人 国立病院機構 函館病院	北海道函館市川原町 18番16号	平成23年4月1日
21	青森県	弘前大学医学部附属病院	青森県弘前市本町 53番地	平成22年4月1日
22	青森県	八戸市立市民病院	青森県八戸市大字田向 字毘沙門平1番地	平成22年4月1日

23	青森県	三沢市立三沢病院	青森県三沢市大字三沢 字堀口164番地65号	平成22年4月1日
24	青森県	一部事務組合下北 医療センターむつ総合病院	青森県むつ市小川町 一丁目2番8号	平成22年4月1日
25	青森県	十和田市立中央病院	青森県十和田市西 十二番町14番8号	平成23年4月1日
26	岩手県	岩手県立中央病院	岩手県盛岡市上田 一丁目4番1号	平成22年4月1日
27	岩手県	岩手県立中部病院	岩手県北上市村崎野 17地割10番地	平成22年4月1日
28	岩手県	岩手県立磐井病院	岩手県一関市狐禅寺字大平 17番地	平成22年4月1日
29	岩手県	岩手県立宮古病院	岩手県宮古市崎鍬ヶ崎 第1地割11番地26	平成22年4月1日
30	岩手県	岩手県立二戸病院	岩手県二戸市堀野 字大川原毛38番地2	平成22年4月1日
31	岩手県	岩手県立胆沢病院	岩手県奥州市水沢区 字龍ヶ馬場61番地	平成25年4月1日
32	岩手県	岩手県立大船渡病院	岩手県大船渡市大船渡町 字山馬越10番地1	平成25年4月1日
33	岩手県	岩手県立久慈病院	岩手県久慈市旭町 第10地割1番	平成25年4月1日
34	宮城県	独立行政法人 国立病院機構 仙台医療センター	宮城県仙台市宮城野区 宮城野2丁目8-8	平成22年4月1日
35	宮城県	独立行政法人 労働者健康福祉機構 東北労災病院	宮城県仙台市青葉区台原 4-3-21	平成22年4月1日
36	宮城県	東北薬科大学病院	宮城県仙台市宮城野区福室 1丁目12番1号	平成22年4月1日
37	宮城県	大崎市民病院	宮城県大崎市古川千手寺町 2-3-10	平成22年4月1日
38	宮城県	石巻赤十字病院	宮城県石巻市蛇田字西道下 71	平成22年4月1日

39	秋田県	秋田県厚生農業協同組合連合会 山本組合総合病院	秋田県能代市落合 字上前田地内	平成22年4月1日
40	秋田県	秋田赤十字病院	秋田県秋田市上北手猿田 字苗代沢222-1	平成22年4月1日
41	秋田県	秋田県厚生農業協同組合連合会 由利組合総合病院	秋田県由利本荘市川口 字家後38番地	平成22年4月1日
42	秋田県	秋田県厚生農業協同組合連合会 仙北組合総合病院	秋田県大仙市大曲通町 1番30号	平成22年4月1日
43	秋田県	秋田県厚生農業協同組合連合会 平鹿総合病院	秋田県横手市前郷字八ツロ 3番1	平成22年4月1日
44	秋田県	大館市立総合病院	秋田県大館市豊町3番1号	平成25年4月1日
45	秋田県	秋田県厚生農業協同組合連合会 秋田組合総合病院	秋田県秋田市飯島西袋1-1-1	平成25年4月1日
46	山形県	山形市立病院済生館	山形県山形市七日町 1丁目3番26号	平成22年4月1日
47	山形県	国立大学法人 山形大学医学部附属病院	山形県山形市飯田西 2丁目2番2号	平成22年4月1日
48	山形県	山形県立新庄病院	山形県新庄市若葉町 12番55号	平成22年4月1日
49	山形県	置賜広域病院組合 公立置賜総合病院	山形県東置賜郡川西町 大字西大塚2000番地	平成22年4月1日
50	山形県	日本海総合病院	山形県酒田市あきほ町 30番地	平成22年4月1日
51	福島県	財団法人 慈山会 医学研究所付属坪井病院	福島県郡山市安積町長久保 1丁目10番13号	平成22年4月1日
52	福島県	財団法人 脳神経疾患研究所 附属総合南東北病院	福島県郡山市八山田 七丁目115番地	平成22年4月1日
53	福島県	財団法人 太田綜合病院 附属太田西ノ内病院	福島県郡山市西ノ内 二丁目5番20号	平成22年4月1日
54	福島県	財団法人 竹田綜合病院	福島県会津若松市山鹿町 3番27号	平成22年4月1日
55	福島県	一般財団法人 温知会 会津中央病院	福島県会津若松市鶴賀町 1番1号	平成22年4月1日

56	福島県	独立行政法人 労働者健康福祉機構 福島労災病院	福島県いわき市内郷綴町 沼尻3番地	平成22年4月1日
57	福島県	福島県厚生農業協同組合連合会 白河厚生総合病院	福島県白河市豊地上弥次郎 2-1	平成22年4月1日
58	茨城県	株式会社日立製作所 日立総合病院・ 茨城県地域がんセンター	茨城県日立市城南町 2丁目1番1号	平成22年4月1日
59	茨城県	茨城県厚生農業協同組合連 合会総合病院土浦協同病院・ 茨城県地域がんセンター	茨城県土浦市真鍋新町11-7	平成22年4月1日
60	茨城県	筑波メディカルセンター病院・ 茨城県地域がんセンター	茨城県つくば市天久保1-3-1	平成22年4月1日
61	茨城県	国立大学法人 筑波大学附属病院	茨城県つくば市天久保2-1-1	平成22年4月1日
62	茨城県	東京医科大学 茨城医療センター	茨城県稲敷郡阿見町中央 3-20-1	平成22年4月1日
63	茨城県	友愛記念病院	茨城県古河市東牛谷707	平成22年4月1日
64	茨城県	茨城県厚生農業協同組合連合会 茨城西南医療センター病院	茨城県猿島郡境町2190	平成22年4月1日
65	茨城県	独立行政法人 国立病院機構 水戸医療センター	茨城県東茨城郡茨城町 桜の郷280番地	平成23年4月1日
66	栃木県	自治医科大学附属病院	栃木県下野市薬師寺3311-1	平成22年4月1日
67	栃木県	栃木県済生会宇都宮病院	栃木県宇都宮市竹林町911-1	平成22年4月1日
68	栃木県	獨協医科大学病院	栃木県下都賀郡壬生町 北小林880番地	平成22年4月1日
69	栃木県	佐野厚生総合病院	栃木県佐野市堀米町 1728番地	平成22年4月1日
70	栃木県	上都賀総合病院	栃木県鹿沼市下田町1-1033	平成22年4月1日
71	群馬県	前橋赤十字病院	群馬県前橋市朝日町三丁目 21-36	平成22年4月1日
72	群馬県	独立行政法人 国立病院機構 高崎総合医療センター	群馬県高崎市高松町36	平成22年4月1日

73	群馬県	独立行政法人 国立病院機構 西群馬病院	群馬県渋川市金井2854	平成22年4月1日
74	群馬県	公立藤岡総合病院	群馬県藤岡市藤岡 942番地1	平成22年4月1日
75	群馬県	公立富岡総合病院	群馬県富岡市富岡 2073番地1	平成22年4月1日
76	群馬県	伊勢崎市民病院	群馬県伊勢崎市連取本町 12番地1号	平成22年4月1日
77	群馬県	桐生厚生総合病院	群馬県桐生市織姫町 6番3号	平成22年4月1日
78	群馬県	群馬県立がんセンター	群馬県太田市高林西町 617番地1	平成22年4月1日
79	群馬県	独立行政法人 国立病院機構 沼田病院	群馬県沼田市上原町 1551-4	平成24年4月1日
80	埼玉県	春日部市立病院	埼玉県春日部市中央 七丁目2番地1	平成22年4月1日
81	埼玉県	獨協医科大学越谷病院	埼玉県越谷市南越谷2-1-50	平成22年4月1日
82	埼玉県	さいたま赤十字病院	埼玉県さいたま市中央区 上落合8-3-33	平成22年4月1日
83	埼玉県	さいたま市立病院	埼玉県さいたま市緑区三室 2460番地	平成22年4月1日
84	埼玉県	川口市立医療センター	埼玉県川口市西新井宿 180番地	平成22年4月1日
85	埼玉県	埼玉医科大学 総合医療センター	埼玉県川越市鴨田1981	平成22年4月1日
86	埼玉県	独立行政法人 国立病院機構 埼玉病院	埼玉県和光市諏訪2-1	平成22年4月1日
87	埼玉県	埼玉医科大学 国際医療センター	埼玉県日高市山根1397-1	平成22年4月1日
88	埼玉県	深谷赤十字病院	埼玉県深谷市上柴町西5-8-1	平成22年4月1日
89	埼玉県	社会福祉法人 恩賜財団 済生会支部埼玉県済生会 川口総合病院	埼玉県川口市西川口5-11-5	平成25年4月1日

90	千葉県	国立大学法人 千葉大学医学部附属病院	千葉県千葉市中央区亥鼻 1-8-1	平成22年4月1日
91	千葉県	独立行政法人 国立病院機構 千葉医療センター	千葉県千葉市中央区椿森 4-1-2	平成22年4月1日
92	千葉県	船橋市立医療センター	千葉県船橋市金杉 1丁目21番1号	平成22年4月1日
93	千葉県	東京歯科大学市川総合病院	千葉県市川市菅野5-11-13	平成22年4月1日
94	千葉県	順天堂大学医学部附属 浦安病院	千葉県浦安市富岡 2丁目1番1号	平成22年4月1日
95	千葉県	東京慈恵会医科大学附属 柏病院	千葉県柏市柏下163-1	平成22年4月1日
96	千葉県	国保 松戸市立病院	千葉県松戸市上本郷 4005番地	平成22年4月1日
97	千葉県	日本赤十字社 成田赤十字病院	千葉県成田市飯田町90-1	平成22年4月1日
98	千葉県	総合病院 国保旭中央病院	千葉県旭市イ1326	平成22年4月1日
99	千葉県	医療法人 鉄蕉会 亀田総合病院	千葉県鴨川市東町929	平成22年4月1日
100	千葉県	国保直営総合病院 君津中央病院	千葉県木更津市桜井1010	平成22年4月1日
101	千葉県	独立行政法人 労働者健康福祉機構 千葉労災病院	千葉県市原市辰巳台東2-16	平成22年4月1日
102	東京都	国立大学法人 東京大学医学部附属病院	東京都文京区本郷7-3-1	平成22年4月1日
103	東京都	日本医科大学付属病院	東京都文京区千駄木1-1-5	平成22年4月1日
104	東京都	聖路加国際病院	東京都中央区明石町9-1	平成22年4月1日
105	東京都	NTT東日本関東病院	東京都品川区東五反田 5-9-22	平成22年4月1日
106	東京都	日本赤十字社医療センター	東京都渋谷区広尾4-1-22	平成22年4月1日
107	東京都	東京女子医科大学病院	東京都新宿区河田町8-1	平成22年4月1日

108	東京都	日本大学医学部附属 板橋病院	東京都板橋区大谷口上町 30-1	平成22年4月1日
109	東京都	帝京大学医学部附属病院	東京都板橋区加賀2-11-1	平成22年4月1日
110	東京都	青梅市立総合病院	東京都青梅市東青梅4-16-5	平成22年4月1日
111	東京都	東京医科大学 八王子医療センター	東京都八王子市館町1163	平成22年4月1日
112	東京都	武蔵野赤十字病院	東京都武蔵野市境南町 1-26-1	平成22年4月1日
113	東京都	杏林大学医学部付属病院	東京都三鷹市新川6-20-2	平成22年4月1日
114	東京都	順天堂大学医学部附属 順天堂医院	東京都文京区本郷3-1-3	平成22年4月1日
115	東京都	昭和大学病院	東京都品川区旗の台1-5-8	平成22年4月1日
116	東京都	慶應義塾大学病院	東京都新宿区信濃町35	平成23年4月1日
117	東京都	東京医科大学病院	東京都新宿区西新宿 六丁目7番1号	平成23年4月1日
118	東京都	東京都立 多摩総合医療センター	東京都府中市武蔵台 二丁目8番の29	平成23年4月1日
119	東京都	公立昭和病院	東京都小平市天神町 二丁目450番地	平成23年4月1日
120	東京都	東京慈恵会 医科大学附属病院	東京都港区西新橋3-19-18	平成24年4月1日
121	東京都	国家公務員共済組合連合会 虎の門病院	東京都港区虎ノ門2-2-2	平成24年4月1日
122	東京都	東邦大学医療センター 大森病院	東京都大田区大森西6-11-1	平成24年4月1日
123	東京都	独立行政法人 国立病院機構 東京医療センター	東京都目黒区東が丘2-5-1	平成24年4月1日
124	神奈川県	独立行政法人 労働者健康福祉機構 横浜労災病院	神奈川県横浜市港北区 小机町3211	平成22年4月1日
125	神奈川県	横浜市立市民病院	神奈川県横浜市保土ヶ谷区 岡沢町56	平成22年4月1日

126	神奈川県	公立大学法人 横浜市立大学附属病院	神奈川県横浜市金沢区福浦 3丁目9番地	平成22年4月1日
127	神奈川県	聖マリアンナ医科大学病院	神奈川県川崎市宮前区菅生 2丁目16番1号	平成22年4月1日
128	神奈川県	川崎市立井田病院	神奈川県川崎市中原区井田 2丁目27番1号	平成22年4月1日
129	神奈川県	国家公務員共済組合連合会 横須賀共済病院	神奈川県横須賀市米が浜通 1丁目16番地	平成22年4月1日
130	神奈川県	藤沢市民病院	神奈川県藤沢市藤沢 2丁目6番1号	平成22年4月1日
131	神奈川県	東海大学医学部付属病院	神奈川県伊勢原市下糟屋 143	平成22年4月1日
132	神奈川県	神奈川県厚生農業協同組合 連合会 相模原協同病院	神奈川県相模原市緑区橋本 2-8-18	平成22年4月1日
133	神奈川県	北里大学病院	神奈川県相模原市南区北里 一丁目15番1号	平成22年4月1日
134	神奈川県	小田原市立病院	神奈川県小田原市久野 46番地	平成22年4月1日
135	神奈川県	昭和大学横浜市北部病院	神奈川県横浜市都筑区 茅ヶ崎中央35-1	平成23年4月1日
136	神奈川県	横浜市立みなと赤十字病院	横浜市中区新山下3-12-1	平成24年4月1日
137	神奈川県	大和市立病院	神奈川県大和市深見西 8丁目3番6号	平成24年4月1日
138	新潟県	新潟県立新発田病院	新潟県新発田市本町1-2-8	平成22年4月1日
139	新潟県	新潟市民病院	新潟県新潟市中央区鐘木 463番地7	平成22年4月1日
140	新潟県	新潟大学医歯学総合病院	新潟県新潟市中央区旭町通 1番町754番地	平成22年4月1日
141	新潟県	新潟県厚生農業協同組合連合会 長岡中央綜合病院	新潟県長岡市川崎町 2041番地	平成22年4月1日
142	新潟県	長岡赤十字病院	新潟県長岡市千秋 2丁目297番地1	平成22年4月1日

143	新潟県	新潟県立中央病院	新潟県上越市新南町 205番地	平成22年4月1日
144	新潟県	独立行政法人 労働者健康福祉機構 新潟労災病院	新潟県上越市東雲町1-7-12	平成22年4月1日
145	新潟県	済生会新潟第二病院	新潟県新潟市西区寺地 280-7	平成22年4月1日
46	富山県	黒部市民病院	富山県黒部市三日市 1108番地の1	平成22年4月1日
147	富山県	独立行政法人 労働者健康福祉機構 富山労災病院	富山県魚津市六郎丸 992番地	平成22年4月1日
148	富山県	富山市立富山市民病院	富山県富山市今泉北部町 2番地1	平成22年4月1日
149	富山県	国立大学法人 富山大学附属病院	富山県富山市杉谷2630	平成22年4月1日
150	富山県	厚生連高岡病院	富山県高岡市永楽町5-10	平成22年4月1日
151	富山県	高岡市民病院	富山県高岡市宝町4-1	平成22年4月1日
152	富山県	市立砺波総合病院	富山県砺波市新富町1-62	平成22年4月1日
153	石川県	独立行政法人 国立病院機構 金沢医療センター	石川県金沢市下石引町 1番1号	平成22年4月1日
154	石川県	石川県立中央病院	石川県金沢市鞍月東 2丁目1番地	平成22年4月1日
155	石川県	金沢医科大学病院	石川県河北郡内灘町大学 1丁目1番地	平成22年4月1日
156	石川県	国民健康保険 小松市民病院	石川県小松市向本折町ホ 60番地	平成22年4月1日
157	福井県	福井大学医学部附属病院	福井県吉田郡永平寺町 松岡下合月23号3番地	平成22年4月1日
158	福井県	福井赤十字病院	福井県福井市月見 2丁目4番1号	平成22年4月1日
159	福井県	社会福祉法人 恩賜財団済生会支部 福井県済生会病院	福井県福井市和田中町舟橋 7-1	平成22年4月1日

160	福井県	独立行政法人 国立病院機構 福井病院	福井県敦賀市桜ヶ丘町 33番1号	平成22年4月1日
161	山梨県	山梨大学医学部附属病院	山梨県中央市下河東 1110番地	平成22年4月1日
162	山梨県	市立甲府病院	山梨県甲府市増坪町366	平成22年4月1日
163	山梨県	国民健康保険 富士吉田市立病院	山梨県富士吉田市上吉田 6530	平成23年4月1日
164	長野県	長野県厚生農業協同組合 連合会 佐久総合病院	長野県佐久市臼田197番地	平成22年4月1日
165	長野県	諏訪赤十字病院	長野県諏訪市湖岸通り 5丁目11番50号	平成22年4月1日
166	長野県	飯田市立病院	長野県飯田市八幡町 438番地	平成22年4月1日
167	長野県	社会医療法人 財団慈泉会 相澤病院	長野県松本市本庄2-5-1	平成22年4月1日
168	長野県	長野赤十字病院	長野県長野市若里 5丁目22番1号	平成22年4月1日
169	長野県	長野市民病院	長野県長野市大字富竹 1333番地1	平成22年4月1日
170	長野県	伊那中央病院	長野県伊那市小四郎久保 1313番地1	平成25年4月1日
171	岐阜県	岐阜県総合医療センター	岐阜県岐阜市野一色4-6-1	平成22年4月1日
172	岐阜県	岐阜市民病院	岐阜県岐阜市鹿島町7-1	平成22年4月1日
173	岐阜県	大垣市民病院	岐阜県大垣市南頬町4-86	平成22年4月1日
174	岐阜県	社会医療法人厚生会 木沢記念病院	岐阜県美濃加茂市古井町 下古井590	平成22年4月1日
175	岐阜県	岐阜県立多治見病院	岐阜県多治見市前畑町5-161	平成22年4月1日
176	岐阜県	綜合病院 高山赤十字病院	岐阜県高山市天満町3-11	平成22年4月1日
177	静岡県	順天堂大学医学部附属 静岡病院	静岡県伊豆の国市長岡1129	平成22年4月1日

178	静岡県	沼津市立病院	静岡県沼津市東椎路字春ノ木 550	平成22年4月1日
179	静岡県	静岡県立総合病院	静岡県静岡市葵区北安東 4-27-1	平成22年4月1日
180	静岡県	静岡市立静岡病院	静岡県静岡市葵区追手町 10-93	平成22年4月1日
181	静岡県	藤枝市立総合病院	静岡県藤枝市駿河台 4-1-11	平成22年4月1日
182	静岡県	社会福祉法人 聖隷福祉事業団総合病院 聖隷三方原病院	静岡県浜松市北区三方原町 3453	平成22年4月1日
183	静岡県	社会福祉法人 聖隷福祉事業団総合病院 聖隷浜松病院	静岡県浜松市中区住吉 2-12-12	平成22年4月1日
184	静岡県	浜松医療センター	静岡県浜松市中区富塚町 328	平成22年4月1日
185	静岡県	浜松医科大学 医学部附属病院	静岡県浜松市東区半田山 1-20-1	平成22年4月1日
186	静岡県	磐田市立総合病院	静岡県磐田市大久保 512番地3	平成22年4月1日
187	愛知県	独立行政法人 国立病院機構 名古屋医療センター	愛知県名古屋市中区三の丸 4-1-1	平成22年4月1日
188	愛知県	名古屋大学医学部附属病院	愛知県名古屋市昭和区 鶴舞町65	平成22年4月1日
189	愛知県	社会保険中京病院	愛知県名古屋市南区三条 一丁目1番10号	平成22年4月1日
190	愛知県	名古屋市立大学病院	愛知県名古屋市瑞穂区 瑞穂町字川澄1番地	平成22年4月1日
191	愛知県	名古屋第一赤十字病院	愛知県名古屋市中村区 道下町3-35	平成22年4月1日
192	愛知県	名古屋第二赤十字病院	愛知県名古屋市昭和区 妙見町2番地9	平成22年4月1日
193	愛知県	愛知県厚生農業協同組合連合会 海南病院	愛知県弥富市前ヶ須町 南本田396	平成22年4月1日

194	愛知県	公立陶生病院	愛知県瀬戸市西追分町 160番地	平成22年4月1日
195	愛知県	一宮市立市民病院	愛知県一宮市文京 2丁目2番22号	平成22年4月1日
196	愛知県	小牧市民病院	愛知県小牧市常普請1-20	平成22年4月1日
197	愛知県	愛知県厚生農業協同組合連合会 豊田厚生病院	愛知県豊田市浄水町伊保原 500-1	平成22年4月1日
198	愛知県	愛知県厚生農業協同組合連合会 安城更生病院	愛知県安城市安城町東広畔 28	平成22年4月1日
199	愛知県	豊橋市民病院	愛知県豊橋市青竹町字八間 西50	平成22年4月1日
200	愛知県	藤田保健衛生大学病院	愛知県豊明市沓掛町田楽ヶ窪 1番地98	平成22年4月1日
201	三重県	地方独立行政法人 三重県立総合医療センター	三重県四日市市大字日永 5450-132	平成22年4月1日
202	三重県	独立行政法人 国立病院機構 三重中央医療センター	三重県津市久居明神町 2158-5	平成22年4月1日
203	三重県	日本赤十字社 伊勢赤十字病院	三重県伊勢市船江 1丁目471-2	平成22年4月1日
204	三重県	三重県厚生農業協同組合連合会 松阪中央総合病院	三重県松阪市川井町字小望 102	平成22年4月1日
205	三重県	三重県厚生農業協同組合連合会 鈴鹿中央総合病院	三重県鈴鹿市安塚町山之花 1275-53	平成22年4月1日
206	滋賀県	大津赤十字病院	滋賀県大津市長等 一丁目1番35号	平成22年4月1日
207	滋賀県	公立甲賀病院	滋賀県甲賀市水口町松尾 1256	平成22年4月1日
208	滋賀県	市立長浜病院	滋賀県長浜市大戌亥町 313番地	平成22年4月1日
209	滋賀県	彦根市立病院	滋賀県彦根市八坂町 1882番地	平成25年4月1日
210	滋賀県	滋賀医科大学 医学部附属病院	滋賀県大津市瀬田月輪町	平成22年4月1日

211	京都府	独立行政法人 国立病院機構 舞鶴医療センター	京都府舞鶴市字行永 2410番地	平成22年4月1日
212	京都府	市立福知山市民病院	京都府福知山市厚中町 231番地	平成22年4月1日
213	京都府	社会福祉法人 京都社会事業財団 京都桂病院	京都府京都市西京区 山田平尾町17	平成22年4月1日
214	京都府	京都市立病院	京都府京都市中京区 壬生東高田町1-2	平成22年4月1日
215	京都府	京都第一赤十字病院	京都府京都市東山区本町 15丁目749番地	平成22年4月1日
216	京都府	京都第二赤十字病院	京都府京都市上京区釜座通 丸太町上ル春帯町355-5	平成22年4月1日
217	京都府	独立行政法人 国立病院機構 京都医療センター	京都府京都市伏見区 深草向畑町1-1	平成22年4月1日
218	大阪府	市立豊中病院	大阪府豊中市柴原町4-14-1	平成22年4月1日
219	大阪府	東大阪市立総合病院	大阪府東大阪市西岩田 3-4-5	平成22年4月1日
220	大阪府	独立行政法人 国立病院機構 大阪南医療センター	大阪府河内長野市木戸東町 2-1	平成22年4月1日
221	大阪府	独立行政法人 労働者健康福祉機構 大阪労災病院	大阪府堺市北区長曽根町 1179-3	平成22年4月1日
222	大阪府	市立岸和田市民病院	大阪府岸和田市額原町 1001	平成22年4月1日
223	大阪府	大阪市立総合医療センター	大阪府大阪市都島区都島本 通2丁目13番22号	平成22年4月1日
224	大阪府	大阪赤十字病院	大阪府大阪市天王寺区 筆ヶ崎町5-30	平成22年4月1日
225	大阪府	公立大学法人 大阪市立大学 医学部附属病院	大阪府大阪市阿倍野区旭町 1丁目5番7号	平成25年4月1日
226	大阪府	大阪大学医学部附属病院	大阪府吹田市山田丘 2番15号	平成25年4月1日
227	大阪府	大阪医科大学附属病院	大阪府高槻市大学町2番7号	平成25年4月1日

228	大阪府	近畿大学医学部附属病院	大阪府大阪狭山市大野東 377-2	平成25年4月1日
229	大阪府	関西医科大学附属枚方病院	大阪府枚方市新町 2丁目3番1号	平成22年4月1日
230	大阪府	独立行政法人 国立病院機構 大阪医療センター	大阪府大阪市中央区法円坂 2-1-14	平成22年4月1日
231	兵庫県	国立大学法人 神戸大学医学部附属病院	兵庫県神戸市中央区楠町 7丁目5番2号	平成22年4月1日
232	兵庫県	地方行政独立行政法人 神戸市民病医機構神戸市立 医療センター中央市民病院	兵庫県神戸市中央区 港島南町2-1-1	平成22年4月1日
233	兵庫県	独立行政法人 労働者健康福祉機構 関西労災病院	兵庫県尼崎市稲葉荘 3丁目1番69号	平成22年4月1日
234	兵庫県	兵庫医科大学病院	兵庫県西宮市武庫川町 1番1号	平成22年4月1日
235	兵庫県	公立学校共済組合 近畿中央病院	兵庫県伊丹市車塚 3丁目1番地	平成22年4月1日
236	兵庫県	西脇市立西脇病院	兵庫県西脇市下戸田 652番地の1	平成22年4月1日
237	兵庫県	姫路赤十字病院	兵庫県姫路市下手野 1丁目12番1号	平成22年4月1日
238	兵庫県	独立行政法人 国立病院機構 姫路医療センター	兵庫県姫路市本町68番地	平成22年4月1日
239	兵庫県	赤穂市民病院	兵庫県赤穂市中広1090番地	平成22年4月1日
240	兵庫県	公立豊岡病院組合立 豊岡病院	兵庫県豊岡市戸牧1094番地	平成22年4月1日
241	兵庫県	兵庫県立柏原病院	兵庫県丹波市柏原町柏原 5208番地1	平成22年4月1日
242	兵庫県	兵庫県立淡路医療センター	兵庫県洲本市塩屋1-1-137	平成22年4月1日
243	兵庫県	独立行政法人 国立病院機構 神戸医療センター	兵庫県神戸市須磨区西落合 3丁目1番1号	平成25年4月1日
244	奈良県	県立奈良病院	奈良県奈良市平松 1丁目30番1号	平成22年4月1日

245	奈良県	公益財団法人 天理よろづ相談所病院	奈良県天理市三島町 200番地	平成22年4月1日
246	奈良県	近畿大学医学部奈良病院	奈良県生駒市乙田町 1248番-1	平成22年4月1日
247	奈良県	市立奈良病院	奈良県奈良市東紀寺町 1丁目50番1号	平成25年4月1日
248	和歌山県	日本赤十字社 和歌山医療センター	和歌山県和歌山市小松原通 四丁目20番地	平成22年4月1日
249	和歌山県	公立那賀病院	和歌山県紀の川市打田1282	平成22年4月1日
250	和歌山県	橋本市民病院	和歌山県橋本市小峰台 二丁目八番地の1	平成22年4月1日
251	和歌山県	社会保険紀南病院	和歌山県田辺市新庄町 46番地の70	平成22年4月1日
252	和歌山県	独立行政法人 国立病院機構 南和歌山医療センター	和歌山県田辺市たきない町 27番1号	平成22年4月1日
253	鳥取県	鳥取県立中央病院	鳥取県鳥取市江津730	平成22年4月1日
254	鳥取県	鳥取市立病院	鳥取県鳥取市的場 1丁目1番地	平成22年4月1日
255	鳥取県	鳥取県立厚生病院	鳥取県倉吉市東昭和町150	平成22年4月1日
256	鳥取県	独立行政法人 国立病院機構 米子医療センター	鳥取県米子市車尾4-17-1	平成22年4月1日
257	島根県	松江市立病院	島根県松江市乃白町 32番地1	平成22年4月1日
258	島根県	松江赤十字病院	島根県松江市母衣町 200番地	平成22年4月1日
259	島根県	島根県立中央病院	島根県出雲市姫原4-1-1	平成22年4月1日
260	島根県	独立行政法人 国立病院機構 浜田医療センター	島根県浜田市浅井町 777番12	平成22年4月1日
261	岡山県	岡山済生会総合病院	岡山県岡山市北区伊福町 1-17-18	平成22年4月1日
262	岡山県	総合病院 岡山赤十字病院	岡山県岡山市北区青江 2-1-1	平成22年4月1日

263	岡山県	独立行政法人 国立病院機構 岡山医療センター	岡山県岡山市北区田益 1711-1	平成22年4月1日
264	岡山県	財団法人 倉敷中央病院	岡山県倉敷市美和1-1-1	平成22年4月1日
265	岡山県	川崎医科大学附属病院	岡山県倉敷市松島577	平成22年4月1日
266	岡山県	財団法人津山慈風会 津山中央病院	岡山県津山市川崎1756	平成22年4月1日
267	広島県	県立広島病院	広島県広島市南区宇品神田 1丁目5番54号	平成22年4月1日
268	広島県	広島市立広島市民病院	広島県広島市中区基町 7番33号	平成22年4月1日
269	広島県	広島赤十字・原爆病院	広島県広島市中区千田町 1丁目9-6	平成22年4月1日
270	広島県	広島県厚生農業協同組合連合会 廣島総合病院	広島県廿日市市地御前 1丁目3番3号	平成22年4月1日
271	広島県	独立行政法人 国立病院機構 呉医療センター	広島県呉市青山町3番1号	平成22年4月1日
272	広島県	独立行政法人 国立病院機構 東広島医療センター	広島県東広島市西条町寺家 513番地	平成22年4月1日
273	広島県	広島県厚生農業協同組合連合会 尾道総合病院	尾道市平原1丁目-10-23	平成22年4月1日
274	広島県	福山市民病院	広島県福山市蔵王町 五丁目23番1号	平成22年4月1日
275	広島県	市立三次中央病院	広島県三次市東酒屋町 字敦盛531番地	平成22年4月1日
276	広島県	広島市立安佐市民病院	広島県広島市安佐北区 可部南2-1-1	平成22年4月1日
277	山口県	独立行政法人 国立病院機構 岩国医療センター	山口県岩国市愛宕町1-1-1	平成22年4月1日
278	山口県	山口県厚生農業協同組合連合会 周東総合病院	山口県柳井市古開作1000-1	平成22年4月1日
279	山口県	綜合病院 社会保険徳山中央病院	山口県周南市孝田町1-1	平成22年4月1日
280	山口県	山口県立総合医療センター	山口県防府市大崎77	平成22年4月1日

281	山口県	綜合病院 山口赤十字病院	山口県山口市八幡馬場 53番地の1	平成22年4月1日
282	山口県	地方独立行政法人 下関市立市民病院	山口県下関市向洋町 1丁目13番1号	平成22年4月1日
283	徳島県	徳島県立中央病院	徳島県徳島市蔵本町 1丁目10-3	平成22年4月1日
284	徳島県	徳島赤十字病院	徳島県小松島市小松島町 字井利ノ口103番地	平成22年4月1日
285	徳島県	徳島市民病院	徳島県徳島市北常三島町 2丁目34番地	平成22年4月1日
286	香川県	香川県立中央病院	香川県高松市番町 5丁目4番16号	平成22年4月1日
287	香川県	高松赤十字病院	香川県高松市番町 4丁目1番3号	平成22年4月1日
288	香川県	独立行政法人 労働者健康福祉機構 香川労災病院	香川県丸亀市城東町 3丁目3番1号	平成22年4月1日
289	香川県	三豊総合病院	香川県観音寺市豊浜町姫浜 708番地	平成22年4月1日
290	愛媛県	住友別子病院	愛媛県新居浜市王子町 3番1号	平成22年4月1日
291	愛媛県	社会福祉法人 恩賜財団 済生会 今治病院	愛媛県今治市喜田村 7丁目1番6号	平成22年4月1日
292	愛媛県	愛媛大学医学部附属病院	愛媛県東温市志津川	平成22年4月1日
293	愛媛県	愛媛県立中央病院	愛媛県松山市春日町 83番地	平成22年4月1日
294	愛媛県	松山赤十字病院	愛媛県松山市文京町1番地	平成22年4月1日
295	愛媛県	市立宇和島病院	愛媛県宇和島市御殿町 1番1号	平成22年4月1日
296	高知県	高知県・高知市病院企業団立 高知医療センター	高知県高知市池2125番地1	平成22年4月1日
297	高知県	高知赤十字病院	高知県高知市新本町 2丁目13番51号	平成22年4月1日

298	高知県	高知県立 幡多けんみん病院	高知県宿毛市山奈町芳奈 3番地1	平成24年4月1日
299	福岡県	独立行政法人 国立病院機構 九州医療センター	福岡県福岡市中央区地行浜 1丁目8番地1号	平成22年4月1日
300	福岡県	福岡県済生会福岡総合病院	福岡県福岡市中央区天神 1丁目3番46号	平成22年4月1日
301	福岡県	福岡大学病院	福岡県福岡市城南区七隈 七丁目45番1号	平成22年4月1日
302	福岡県	独立行政法人 国立病院機構 福岡東医療センター	福岡県古賀市千鳥 1丁目1番1号	平成22年4月1日
303	福岡県	久留米大学病院	福岡県久留米市旭町 67番地	平成22年4月1日
304	福岡県	聖マリア病院	福岡県久留米市津福本町 422	平成22年4月1日
305	福岡県	公立八女総合病院	福岡県八女市高塚540番地2	平成22年4月1日
306	福岡県	地方独立行政法人 大牟田市立病院	福岡県大牟田市宝坂町 2丁目19番地1	平成22年4月1日
307	福岡県	飯塚病院	福岡県飯塚市芳雄町3番 83号	平成22年4月1日
308	福岡県	社会保険田川病院	福岡県田川市上本町10番 18号	平成22年4月1日
309	福岡県	北九州市立医療センター	福岡県北九州市小倉北区 馬借2丁目1番1号	平成22年4月1日
310	福岡県	九州厚生年金病院	福岡県北九州市八幡西区 岸の浦1丁目8番1号	平成22年4月1日
311	福岡県	産業医科大学病院	福岡県北九州市八幡西区 医生ヶ丘1番1号	平成22年4月1日
312	佐賀県	地方独立行政法人 佐賀県立 医療センター好生館	佐賀県佐賀市嘉瀬町 大字中原400	平成22年4月1日
313	佐賀県	唐津赤十字病院	佐賀県唐津市二タ子 一丁目5番1号	平成22年4月1日
314	佐賀県	独立行政法人 国立病院機構 嬉野医療センター	佐賀県嬉野市嬉野町 大字下宿丙2436	平成22年4月1日

315	長崎県	長崎市立市民病院	長崎県長崎市新地町 6番39号	平成22年4月1日
316	長崎県	日本赤十字社長崎原爆病院	長崎県長崎市茂里町3-15	平成22年4月1日
317	長崎県	佐世保市立総合病院	長崎県佐世保市平瀬町 9番地3	平成22年4月1日
318	長崎県	独立行政法人 国立病院機構 長崎医療センター	長崎県大村市久原2丁目 1001番地1	平成22年4月1日
319	長崎県	長崎県島原病院	長崎県島原市下川尻町 7895番地	平成22年4月1日
320	熊本県	熊本市立熊本市民病院	熊本市湖東1-1-60	平成22年4月1日
321	熊本県	熊本赤十字病院	熊本県熊本市長嶺南 2丁目1番1号	平成22年4月1日
322	熊本県	独立行政法人 国立病院機構 熊本医療センター	熊本県熊本市二の丸1-5	平成22年4月1日
323	熊本県	社会福祉法人 恩賜財団済生会 熊本病院	熊本県熊本市近見 5丁目3番1号	平成22年4月1日
324	熊本県	荒尾市民病院	熊本県荒尾市荒尾2600番地	平成22年4月1日
325	熊本県	独立行政法人 労働者健康福祉機構 熊本労災病院	熊本県八代市竹原町 1670番地	平成22年4月1日
326	熊本県	健康保険人吉総合病院	熊本県人吉市老神町35番地	平成22年4月1日
327	大分県	独立行政法人 国立病院機構 別府医療センター	大分県別府市大字内竈 1473番地	平成22年4月1日
328	大分県	大分赤十字病院	大分県大分市千代町 3丁目2番37号	平成22年4月1日
329	大分県	大分県立病院	大分県大分市大字豊饒 476番地	平成22年4月1日
330	大分県	大分県済生会日田病院	大分県日田市大字三和 643番地7	平成22年4月1日
331	大分県	大分市医師会立 アルメイダ病院	大分県大分市大字宮崎 1509-2	平成22年4月1日
332	大分県	中津市立中津市民病院	大分県中津市大字下池永 173番地	平成23年4月1日

333	宮崎県	県立宮崎病院	宮崎県宮崎市北高松町5-30	平成22年4月1日
334	宮崎県	独立行政法人 国立病院機構 都城病院	宮崎県都城市祝吉町5033-1	平成22年4月1日
335	鹿児島県	独立行政法人 国立病院機構 鹿児島医療センター	鹿児島県鹿児島市城山町 8番1号	平成22年4月1日
336	鹿児島県	鹿児島県立薩南病院	鹿児島県南さつま市 加世田高橋1968-4	平成22年4月1日
337	鹿児島県	社会福祉法人 恩賜財団 済生会川内病院	鹿児島県薩摩川内市原田町 2番46号	平成22年4月1日
338	鹿児島県	独立行政法人 国立病院機構 南九州病院	鹿児島県姶良市加治木町 木田1882	平成22年4月1日
339	鹿児島県	県民健康プラザ 鹿屋医療センター	鹿児島県鹿屋市札元 一丁目8番8号	平成22年4月1日
340	鹿児島県	鹿児島県立大島病院	鹿児島県奄美市 名瀬真名津町18-1	平成22年4月1日
341	鹿児島県	鹿児島市立病院	鹿児島市加治屋町 20番17号	平成23年4月1日
342	鹿児島県	今給黎総合病院	鹿児島県鹿児島市下竜尾町 4-16	平成24年4月1日
343	沖縄県	沖縄県立中部病院	沖縄県うるま市字宮里 281番地	平成22年4月1日
344	沖縄県	地方独立行政法人 那覇市立病院	沖縄県那覇市古島 2丁目31番地の1	平成22年4月1日
345		独立行政法人 国立 がん研究センター中央病院	東京都中央区築地5-1-1	平成22年4月1日
346		独立行政法人 国立 がん研究センター東病院	千葉県柏市柏の葉6-5-1	平成22年4月1日
計　346病院				
拠点病院　合計　397病院				

NPO法人 日本ホスピス緩和ケア協会正会員
【緩和ケア病棟入院料届出受理施設】

資料提供：日本ホスピス緩和ケア協会
（http://www.hpcj.org/list/relist.html より）

正会員

■緩和ケア病棟入院料届出受理施設（ホスピス・緩和ケア病棟）

■緩和ケア診療加算届出受理施設（緩和ケアチーム）

■緩和ケアを提供する病院

■緩和ケアを提供する診療所等

正会員（緩和ケア病棟入院料届出受理施設）

施設名称	住所・電話番号・FAX	病床数/総病床数 算定開始年月日
医療法人 東札幌病院	〒003-8585 北海道札幌市白石区東札幌3条3-7-35 TEL 011-812-2311　FAX 011-823-9552	58床/243床 1993. 9. 1
医療法人 恵佑会 札幌病院	〒003-0027 北海道札幌市白石区本通14丁目北1-1 TEL 011-863-2101　FAX 011-864-1032	24床/272床 2000. 2. 1
医療法人 潤和会 札幌ひばりが丘病院	〒004-0053 北海道札幌市厚別区厚別中央3条2-12-1 TEL 011-894-7070　FAX 011-894-7657	21床/176床 1999. 5. 1
札幌医療生活協同組合 札幌南青洲病院	〒004-0801 北海道札幌市清田区里塚一条2丁目20-1 TEL 011-883-0602　FAX 011-883-0642	18床/88床 2004. 1. 1
医療法人 清田病院	〒004-0831 北海道札幌市清田区真栄1条1丁目1-1 TEL 011-883-6111　FAX 011-883-6111	20床/138床 2009.10. 1
医療法人 為久会 札幌共立五輪橋病院	〒005-0802 北海道札幌市南区川沿2条1丁目2番54号 TEL 011-571-8221　FAX 011-571-7405	18床/188床 2012. 5. 1
社団法人 北海道勤労者医療協会 勤医協中央病院	〒007-8505 北海道札幌市東区伏古10条2丁目15-1 TEL 011-782-9111　FAX 011-781-0680	23床/402床 2007.11. 1
JA北海道厚生連 札幌厚生病院	〒060-0033 北海道札幌市中央区北3条東8丁目5番地 TEL 011-261-5331　FAX 011-271-5320	25床/519床 2012. 6. 1

国家公務員共済組合連合会 KKR札幌医療センター	〒062-0931 北海道札幌市豊平区平岸1条6丁目3-40 TEL 011-822-1811 FAX 011-841-4572	22床/450床 2005. 8. 1
医療法人 敬仁会 函館おしま病院	〒040-0021 北海道函館市的場町19番6号 TEL 0138-56-2308 FAX 0138-56-2316	20床/56床 2004. 4. 1
医療法人 聖仁会 森病院	〒041-0801 北海道函館市桔梗町557 TEL 0138-47-2222 FAX 0138-47-2200	35床/114床 2001. 9. 1
医療法人 洞仁会 洞爺温泉病院	〒049-5892 北海道虻田郡洞爺村字洞爺町54-41 TEL 0142-87-2311 FAX 0142-87-2260	18床/216床 2004. 6. 1
医療法人 母恋 日鋼記念病院	〒051-8501 北海道室蘭市新富町1-5-13 TEL 0143-24-1331 FAX 0143-22-5296	22床/485床 2002. 1. 1
JA北海道厚生連 旭川厚生病院	〒078-8211 北海道旭川市一条通24丁目111番地3 TEL 0166-33-7171 FAX 0166-33-6075	23床/539床 2012.11. 1
社団法人 慈恵会 青森慈恵会病院	〒038-0021 青森県青森市大字安田字近野146-1 TEL 0177-82-1201 FAX 0177-66-7860	22床/332床 2000. 6. 1
医療法人 ときわ会 ときわ会病院	〒038-1216 青森県南津軽郡藤崎町大字榊字亀田2の1 TEL 0172-65-3771 FAX 0172-65-3773	20床/149床 2008. 2. 1
社団医療法人 啓愛会 孝仁病院	〒020-0052 岩手県盛岡市中太田泉田28番地 TEL 019-656-2888 FAX 019-656-2909	10床/180床 2008. 6. 1
盛岡赤十字病院	〒020-8560 岩手県盛岡市三本柳6地割1番地1 TEL 019-637-3111 FAX 019-637-3801	22床/444床 2009. 7. 1
社団医療法人 啓愛会 美山病院	〒023-0132 岩手県奥州市水沢区羽田町字水無沢495番地2 TEL 0197-24-2141 FAX 0197-24-2144	20床/212床 2011. 5. 1
岩手県立中部病院	〒024-8507 岩手県北上市村崎野17地割10番地 TEL 0197-71-1511 FAX 0197-71-1414	24床/434床 2009. 5. 1
岩手県立磐井病院	〒029-0192 岩手県一関市狐禅寺字大平17番地 TEL 0191-23-3452 FAX 0191-23-9691	24床/315床 2007. 1. 1

国立大学法人 東北大学医学部付属病院 緩和ケアセンター	〒980-8574 宮城県仙台市青葉区星陵町1-1 TEL 022-717-7986　FAX 022-717-7989	22床/1308床 2000.12. 1
財団法人 光ヶ丘スペルマン病院	〒983-0833 宮城県仙台市宮城野区東仙台6-7-1 TEL 022-257-0231　FAX 022-257-0201	20床/140床 1998. 8. 1
宮城県立がんセンター	〒981-1293 宮城県名取市愛島塩手字野田山47-1 TEL 022-384-3151　FAX 022-381-1168	25床/383床 2002. 7. 1
山形県立中央病院	〒990-2292 山形県山形市青柳1800 TEL 023-685-2626　FAX 023-685-2626	15床/660床 2001. 7. 1
財団法人 三友堂病院	〒992-0045 山形県米沢市中央6丁目1番219号 TEL 0238-24-3708　FAX 0238-24-3708	12床/199床 2005. 6. 1
医療法人 惇慧会 外旭川病院	〒010-0802 秋田県秋田市外旭川字三後田142 TEL 018-868-5511　FAX 018-868-5577	34床/241床 1999. 2. 1
財団法人 慈山会医学研究所附属 坪井病院	〒963-0197 福島県郡山市安積町長久保1-10-13 TEL 024-946-0808　FAX 024-947-0035	18床/240床 1990.12. 1
医療法人 つくばセントラル病院	〒300-1211 茨城県牛久市柏田町1589-3 TEL 029-872-1771　FAX 029-874-4763	20床/313床 2000.10. 1
筑波メディカルセンター病院	〒305-8558 茨城県つくば市天久保1-3-1 TEL 029-851-3511　FAX 029-858-2773	20床/350床 2000. 5. 1
恩賜財団 済生会 水戸済生会総合病院	〒311-4198 茨城県水戸市双葉台3-3-10 TEL 029-254-5151　FAX 029-254-0502	16床/500床 2000.10. 1
栃木県立がんセンター	〒320-0834 栃木県宇都宮市陽南4-9-13 TEL 028-658-5151　FAX 028-658-5669	24床/357床 2000.12. 1
社会福祉法人 恩賜財団 済生会 栃木県済生会宇都宮病院	〒321-0974 栃木県宇都宮市竹林町911-1 TEL 028-626-5500　FAX 028-626-5594	20床/644床 1996.11. 1
那須赤十字病院	〒324-8686 栃木県大田原市住吉町二丁目7番3号 TEL 0287-23-1122　FAX 0287-23-3004	20床/460床 2013. 4. 1

足利赤十字病院	〒326-0843 栃木県足利市五十部町284-1 TEL 0284-21-0121　FAX 0284-22-0225	19床/555床 2011. 9. 1
自治医科大学附属病院	〒329-0498 栃木県下野市薬師寺3,311番地の1 TEL 0285-44-2111　FAX　－	18床/1130床 2007. 5. 1
公立富岡総合病院	〒370-2393 群馬県富岡市富岡2073-1 TEL 0274-63-2111　FAX 0274-64-3377	18床/359床 2005. 5. 1
伊勢崎市民病院	〒372-0817 群馬県伊勢崎市連取本町12番地1 TEL 0270-25-5022　FAX 0270-25-5023	17床/524床 2010. 6. 1
独立行政法人 国立病院機構 西群馬病院	〒377-8511 群馬県渋川市金井2854 TEL 0279-23-3030　FAX 0279-23-2740	23床/380床 1994. 7. 1
戸田中央総合病院	〒335-0023 埼玉県戸田市本町1-19-3 TEL 048-442-1111　FAX 048-433-4076	18床/446床 2009. 3. 1
社会医療法人 財団 石心会 埼玉石心会病院	〒350-1323 埼玉県狭山市鵜ノ木1-33 TEL 0429-53-6611　FAX 0429-53-6773	8床/349床 2012. 4. 1
医療法人 一心会 上尾甦生病院	〒362-0051 埼玉県上尾市地頭方421-1 TEL 048-781-1101　FAX 048-781-1251	15床/186床 1992. 3. 1
埼玉県立がんセンター	〒362-0806 埼玉県北足立郡伊奈町大字小室818 TEL 048-722-1111　FAX 048-722-1129	18床/400床 1999. 1. 1
千葉県がんセンター	〒260-8717 千葉県千葉市中央区仁戸名町666-2 TEL 043-264-5431　FAX 043-262-8680	25床/341床 2008. 7. 1
医療法人社団 翠明会 山王病院	〒263-0002 千葉県千葉市稲毛区山王町166-2 TEL 043-421-2221　FAX 043-421-3072	23床/318床 1999. 7. 1
医療法人社団 聖仁会 我孫子聖仁会病院	〒270-1177 千葉県我孫子市柴崎1300番 TEL 04-7181-1100　FAX 04-7181-2255	20床/168床 2012. 7. 1
船橋市立医療センター	〒273-8588 千葉県船橋市金杉1-21-1 TEL 047-438-3321　FAX 047-438-7323	20床/446床 2010. 4. 1

国立がん研究センター東病院	〒277-8577 千葉県柏市柏の葉6-5-1 TEL 0471-33-1111　FAX 0471-33-1598	25床/425床 1992. 7. 1
聖隷佐倉市民病院	〒285-8765 千葉県佐倉市江原台2-36-2 TEL 043-486-1151　FAX 043-486-8696	18床/400床 2008. 6. 1
総合病院　国保旭中央病院	〒289-2511 千葉県旭市イの1326 TEL 0479-63-8111　FAX 0479-63-8580	20床/956床 1999. 5. 1
国保直営総合病院 君津中央病院	〒292-8535 千葉県木更津市桜井1010 TEL 0438-36-1071　FAX 0438-36-0890	20床/661床 2004.11. 1
一般財団法人 聖路加国際メディカルセンター 聖路加国際病院	〒104-8560 東京都中央区明石町9-1 TEL 03-3541-5151　FAX 03-3544-0649	24床/520床 1998. 5. 1
財団法人 ライフ・エクステンション研究所 永寿総合病院	〒111-8656 東京都台東区東上野2-23-16 TEL 03-3833-8381　FAX 03-3831-9488	16床/400床 2000.10. 1
がん・感染症センター 都立駒込病院	〒113-8677 東京都文京区本駒込三丁目18番22号 TEL 03-3823-2101　FAX 03-3823-5433	22床/833床 2011. 6. 1
社会福祉法人 賛育会 賛育会病院	〒130-0012 東京都墨田区太平3-20-2 TEL 03-3622-9191　FAX 03-3623-9736	22床/264床 1998. 6. 1
株式会社　東芝 東芝病院	〒140-8522 東京都品川区東大井6-3-22 TEL 03-3764-0511　FAX 03-3764-3415	15床/307床 2008. 7. 1
NTT東日本株式会社 NTT東日本関東病院	〒141-8625 東京都品川区東五反田5-9-22 TEL 03-3448-6100　FAX 03-3448-6098	16床/605床 2001. 2. 1
医療法人社団 佑和会 木村病院	〒146-0083 東京都大田区千鳥2丁目39番10号 TEL 03-3758-2671　FAX 03-3758-2664	13床/98床 2004. 7. 1
日本赤十字社医療センター	〒150-8935 東京都渋谷区広尾4丁目1-22 TEL 03-3400-1311　FAX 03-3409-1604	18床/733床 2000. 6. 1
東京厚生年金病院	〒162-8543 東京都新宿区津久戸町5番1号 TEL 03-3269-8111　FAX 03-3260-7840	17床/520床 2004. 6. 1

宗教法人 立正佼成会附属佼成病院	〒164-8617 東京都中野区弥生町5丁目25番15号 TEL 03-3383-1281　FAX 03-3382-8972	12床/363床 2004. 5. 1
宗教法人 救世軍 救世軍ブース記念病院	〒166-0012 東京都杉並区和田1丁目40-5 TEL 03-3381-7236　FAX 03-5385-0730	20床/199床 2003.11. 1
医療法人財団 アドベンチスト会 東京衛生病院	〒167-8507 東京都杉並区天沼3-17-3 TEL 03-3392-6151　FAX 03-3392-1463	20床/186床 1996. 7. 1
㈶東京都保健医療公社 豊島病院	〒173-0015 東京都板橋区栄町33-1 TEL 03-5375-1234　FAX 03-5944-3506	20床/360床 1999. 9. 1
医療法人財団 慈生会 野村病院	〒181-8503 東京都三鷹市下連雀8丁目3番6号 TEL 0422-47-4848　FAX 0422-47-4877	12床/117床 2012. 7. 1
社会福祉法人 聖ヨハネ会 総合病院 桜町病院	〒184-8511 東京都小金井市桜町1-2-20 TEL 042-388-2888　FAX 042-388-2188	20床/199床 1994. 8. 1
医療法人社団 崎陽会 日の出ヶ丘病院	〒190-0181 東京都西多摩郡日の出町大久野310 TEL 042-597-0811　FAX 042-597-2110	20床/263床 2001. 1. 1
公立阿伎留医療センター	〒197-0834 東京都あきる野市引田78番地1 TEL 042-558-0321　FAX 042-550-5190	16床/310床 2006. 9. 1
宗教法人 救世軍清瀬病院	〒204-0023 東京都清瀬市竹丘1-17-9 TEL 0424-91-1411　FAX 0424-91-3900	25床/142床 1990. 6. 1
独立行政法人 国立病院機構 東京病院	〒204-8585 東京都清瀬市竹丘3-1-1 TEL 0424-91-2111　FAX 0424-94-2168	20床/560床 1995. 9. 1
社会福祉法人 信愛報恩会 信愛病院	〒204-0024 東京都清瀬市梅園2-5-9 TEL 0424-91-3211　FAX 0424-91-3214	20床/199床 1996. 9. 1
医療法人 聖ヶ丘病院	〒206-0021 東京都多摩市連光寺2-69-6 TEL 0423-38-8111　FAX 0423-38-8118	11床/48床 1996. 9. 1
川崎市立井田病院 かわさき総合ケアセンター	〒211-0035 神奈川県川崎市中原区井田2-27-1 TEL 044-766-2188　FAX 044-788-0231	20床/443床 1998.11. 1

学校法人 昭和大学横浜市北部病院	〒224-8503 神奈川県横浜市都筑区茅ヶ崎中央35-1 TEL 045-949-7000　FAX 045-949-7117	25床/661床 2001.10. 1
医療法人 平和会 平和病院	〒230-0017 神奈川県横浜市鶴見区東寺尾中台28-1 TEL 045-581-2211　FAX 045-581-7651	16床/150床 2011. 9. 1
横浜市立 みなと赤十字病院	〒231-8682 神奈川県横浜市中区新山下3-12-1 TEL 045-628-6100　FAX 045-628-6101	25床/634床 2006. 8. 1
神奈川県立がんセンター	〒241-0815 神奈川県横浜市旭区中尾1-1-2 TEL 045-391-5761　FAX 045-361-4692	14床/415床 2002. 4. 1
医療法人社団 聖仁会 横浜甦生病院	〒246-0031 神奈川県横浜市瀬谷区瀬谷4-30-30 TEL 045-302-5001　FAX 045-303-5736	12床/81床 1995. 3. 1
社会福祉法人 日本医療伝道会 総合病院 衣笠病院	〒238-8588 神奈川県横須賀市小矢部2-23-1 TEL 046-852-1182　FAX 046-852-1183	20床/251床 1998. 7. 1
医療法人社団 若林会 湘南中央病院	〒251-0042 神奈川県藤沢市羽鳥1丁目3番43号 TEL 0466-36-8151　FAX 0466-35-2886	16床/199床 2006. 3. 1
医療法人社団 康心会 湘南東部総合病院	〒253-0083 神奈川県茅ヶ崎市西久保500 TEL：0467-83-9111　FAX 0467-83-9114	20床/231床 2006. 1. 1
医療法人社団 三喜会 鶴巻温泉病院	〒257-0001 神奈川県秦野市鶴巻北1-16-1 TEL 0463-78-1311　FAX 0463-78-5955	25床/591床 2011. 9. 1
財団法人 ライフプランニングセンター ピースハウス病院	〒259-0151 神奈川県足柄上郡中井町井ノ口1000-1 TEL 0465-81-8900　FAX 0465-81-5520	22床/22床 1994. 2. 1
医療法人 崇徳会 長岡西病院	〒940-2111 新潟県長岡市三ツ郷屋町371-1 TEL 0258-27-8500　FAX 0258-27-8509	27床/240床 1993. 4. 1
医療法人社団 白美会 白根大通病院	〒950-1203 新潟県新潟市南区大通黄金4丁目14-2 TEL 025-362-0260　FAX 025-362-0272	28床/299床 2006. 9. 1
新潟県厚生農業協同組合連合会 新潟医療センター	〒950-2022 新潟県新潟市西区小針3丁目27番11号 TEL 025-232-0111　FAX 025-231-3431	20床/404床 2001. 8. 1

さくら福祉保健事務組合 南部郷厚生病院	〒959-1704 新潟県五泉市愛宕甲2925-2 TEL 0250-58-6111　FAX 0250-58-7300	20床/120床 2001. 9. 1
富山県立中央病院	〒930-8550 富山県富山市西長江2-2-78 TEL 0764-24-1531　FAX 0764-22-0667	25床/765床 1993. 3. 1
富山市立富山市民病院	〒939-8511 富山県富山市今泉北部町2-1 TEL 076-422-1112　FAX 076-422-1371	20床/595床 2009. 6. 1
福井県立病院	〒910-8526 福井県福井市四ツ井2丁目8-1 TEL 0776-54-5151　FAX 0776-57-2945	20床/1082床 2006. 4. 1
福井県済生会病院	〒918-8503 福井県福井市和田中町舟橋7-1 TEL 0776-23-1111　FAX 0776-28-8518	20床/466床 1998.10. 1
社会福祉法人 恩賜財団 済生会 石川県済生会金沢病院	〒920-0353 石川県金沢市赤土町ニ13-6 TEL 076-266-1060　FAX 076-266-1070	28床/260床 1995. 1. 1
国民健康保険 小松市民病院	〒923-8560 石川県小松市向本折町ホ60番地 TEL 0761-22-7111　FAX 0761-21-7155	10床/364床 2009. 5. 1
医療法人愛和会 愛和病院	〒380-0902 長野県長野市大字鶴賀1044-2 TEL 026-226-3863　FAX 026-223-7168	48床/64床 1997.12. 1
特定医療法人 新生病院	〒381-0295 長野県上高井郡小布施町851 TEL 026-247-2033　FAX 026-247-4727	20床/155床 1998.10. 1
組合立　諏訪中央病院	〒391-8503 長野県茅野市玉川4300 TEL 0266-72-1000　FAX 0266-82-2922	9床/366床 1998. 9. 1
健康保険岡谷塩嶺病院	〒394-8588 長野県岡谷市内山4769 TEL 0266-22-3595　FAX 0266-22-3599	10床/199床 1996.11. 1
山梨県立中央病院	〒400-0027 山梨県甲府市富士見1丁目1-1 TEL 055-253-7111　FAX 055-253-8011	15床/691床 2005. 5. 1
医療法人社団 誠広会 岐阜中央病院	〒501-1198 岐阜県岐阜市川部3-25 TEL 058-239-8111　FAX 058-239-8216	28床/352床 1999. 6. 1

公立学校共済組合 東海中央病院	〒504-0816 岐阜県各務原市蘇原東島町4丁目6番地2 TEL 058-382-3101　FAX 058-382-1762	15床/332床 2012. 1. 1
岐阜県立多治見病院	〒507-8522 岐阜県多治見市前畑町5丁目161番地 TEL 0572-22-5311　FAX 0572-22-5405	20床/627床 2010. 7. 1
静岡県立　静岡がんセンター	〒411-8777 静岡県駿東郡長泉町下長窪1007 TEL 055-989-5222　FAX 055-989-5783	50床/577床 2002.11. 1
財団法人　神山復生病院	〒412-0033 静岡県御殿場市神山109 TEL 0550-87-0004　FAX 0550-87-5360	20床/60床 2002. 7. 1
社会福祉法人 聖隷福祉事業団 総合病院 聖隷三方原病院	〒433-8558 静岡県浜松市三方原町3453 TEL 053-436-1251　FAX 053-438-2971	27床/934床 1990. 5. 1
独立行政法人国立病院機構 豊橋医療センター	〒440-8510 愛知県豊橋市飯村町字浜道上50番地 TEL 0532-62-0301　FAX 0532-62-3352	24床/414床 2007. 4. 1
愛知県がんセンター愛知病院	〒444-0011 愛知県岡崎市欠町字栗宿18番地 TEL 0564-21-6251　FAX 0564-21-6467	20床/276床 2006. 5. 1
愛知県厚生農業協同組合連合会 安城更生病院	〒446-8602 愛知県安城市安城町東広畔28番地 TEL 0566-75-2111　FAX 0566-76-4335	17床/692床 2002. 6. 1
名古屋第一赤十字病院	〒453-8511 愛知県名古屋市中村区道下町3の35 TEL 052-481-5111　FAX 052-482-7733	20床/857床 2006. 4. 1
社団法人 日本海員掖済会 名古屋掖済会病院	〒454-8502 愛知県名古屋市中川区松年町4丁目66 TEL 052-652-7711　FAX 052-652-7783	19床/662床 2004. 2. 1
南医療生活協同組合 総合病院　南生協病院	〒459-8540 愛知県名古屋市緑区大高町平子36 TEL 052-625-0373　FAX 052-625-0374	20床/313床 2002. 7. 1
みなと医療生活協同組合 協立総合病院	〒456-8611 愛知県名古屋市熱田区五番町4-33 TEL 052-654-2211　FAX 052-651-7210	16床/434床 2001.12. 1
社会福祉法人 聖霊会 聖霊病院	〒466-8633 愛知県名古屋市昭和区川名山町56 TEL 052-832-1181　FAX 052-832-1181	15床/300床 2009. 4. 1

医療法人財団 愛泉会 愛知国際病院	〒470-0111 愛知県日進市米野木町南山987-31 TEL 0561-73-3191　FAX 0561-73-7728	20床/72床 1999. 5. 1
愛知県厚生農業協同組合連合会 豊田厚生病院	〒470-0396 愛知県豊田市浄水町伊保原500-1 TEL 0565-43-5000　FAX 0565-43-5100	17床/606床 2010. 2. 1
学校法人 藤田学園 藤田保健衛生大学病院	〒470-1192 愛知県豊明市沓掛町田楽ヶ窪1番地98 TEL 0562-93-2111　FAX 0562-93-3711	19床/1489床 2010. 4. 1
小牧市民病院	〒485-8520 愛知県小牧市常普請一丁目20番地 TEL 0568-76-4131　FAX 0568-76-4145	14床/544床 2012. 6. 1
津島市民病院	〒496-8537 愛知県津島市橘町3丁目73番地 TEL 0567-28-5151　FAX 0567-28-5053	18床/440床 2007. 1. 1
愛知県厚生農業協同組合連合会 海南病院	〒498-8502 愛知県弥富市前ケ須町南本田396 TEL 0567-65-2511　FAX 0567-67-3697	18床/553床 2004. 7. 1
社会福祉法人 鈴鹿聖十字会 三重聖十字病院	〒510-1232 三重県三重郡菰野町宿野1219-1 TEL 059-391-0123　FAX 059-394-4111	25床/25床 2005.11. 1
藤田保健衛生大学 七栗サナトリウム	〒514-1295 三重県津市大鳥町424番地の1 TEL 059-252-1555　FAX 059-252-1383	20床/218床 1997. 7. 1
松阪厚生病院	〒515-0044 三重県松阪市久保町1927-2 TEL 0598-29-1311　FAX 0598-29-1353	20床/780床 2007. 8. 1
松阪市民病院	〒515-8544 三重県松阪市殿町1550番地 TEL 0598-23-1515　FAX 0598-21-8751	20床/328床 2008. 2. 1
社会福祉法人 恩寵財団済生会 松阪総合病院	〒515-8557 三重県松阪市朝日町一区15番地6 TEL 0598-51-2626　FAX 0598-51-6557	24床/430床 2012. 5. 1
伊勢赤十字病院	〒516-8512 三重県伊勢市船江一丁目471-2 TEL 0596-28-2171　FAX 0596-28-2965	20床/655床 2012. 2. 1
大津市民病院	〒520-0804 滋賀県大津市本宮2-9-9 TEL 077-522-4607　FAX 077-521-5414	20床/506床 1999. 5.31

彦根市立病院	〒522-8539 滋賀県彦根市八坂町1882 TEL 0749-22-6050　FAX 0749-26-0754	20床/450床 2002.10. 1
財団法人近江兄弟社 ヴォーリズ記念病院	〒523-8523 滋賀県近江八幡市北之庄町492 TEL 0748-32-5211　FAX 0748-32-2152	16床/176床 2006.12. 1
滋賀県立成人病センター	〒524-8524 滋賀県守山市守山5丁目4-30 TEL 077-582-5031　FAX 077-582-5426	20床/541床 2003. 3. 1
財団法人 薬師山病院	〒603-8479 京都府京都市北区大宮薬師山西町15 TEL 075-492-1230　FAX 075-495-1189	50床/50床 1998.12. 1
財団法人 日本バプテスト連盟医療団 総合病院 日本バプテスト病院	〒606-8273 京都府京都市左京区北白川山ノ元町47 TEL 075-781-5191　FAX 075-701-9996	20床/167床 1995. 9. 1
医療法人社団 洛和会 音羽病院	〒607-8062 京都府京都市山科区音羽珍事町2 TEL 075-593-4111　FAX 075-593-8035	20床/608床 2012.7. 1
宗教法人 在日本南プレスビテリアンミッション 淀川キリスト教病院ホスピス・こどもホスピス病院	〒533-0032 大阪府大阪市東淀川区東中島6丁目9番3号 TEL 06-6990-5111　FAX 06-6990-5101	27床/27床 1990. 5. 1
医療法人社団 湯川胃腸病院	〒543-0033 大阪府大阪市天王寺区堂ヶ芝2丁目10番2号 TEL 06-6771-4861　FAX 06-6771-4882	24床/84床 2002.11. 1
医療法人 協和会 千里中央病院	〒560-0082 大阪府豊中市新千里東町1-4-3 TEL 06-6834-1100　FAX 06-6834-1102	25床/400床 2010. 4. 1
医療法人ガラシア会 ガラシア病院	〒562-8567 大阪府箕面市粟生間谷西6-14-1 TEL 072-729-2345　FAX 072-728-5166	51床/115床 2005. 4. 1
医療法人 友紘会 彩都友紘会病院	〒567-0085 大阪府茨木市彩都あさぎ7丁目2番18号 TEL 072-641-6898　FAX 072-641-6097	40床/225床 2010. 5. 1
高槻赤十字病院	〒569-1096 大阪府高槻市阿武野1丁目1-1 TEL 072-696-0571　FAX 072-696-1228	20床/446床 2002. 7. 1
医療法人 協仁会 小松病院	〒572-8567 大阪府寝屋川市川勝町11-6 TEL 072-823-1521　FAX 072-823-1588	18床/213床 2006. 5. 1

社団法人 全国社会保険協会連合会 星ヶ丘厚生年金病院	〒573-8511 大阪府枚方市星丘4丁目8番1号 TEL 072-840-2641　FAX 072-840-2266	16床/580床 2008.12. 1
地方独立行政法人 大阪府立病院機構 大阪府立呼吸器・アレルギー 医療センター	〒583-8588 大阪府羽曳野市はびきの3丁目7番1号 TEL 072-957-2121　FAX 072-958-3291	20床/545床 2011. 5. 1
特定医療法人 同仁会 耳原総合病院	〒590-8505 大阪府堺市協和町4丁465 TEL 072-241-0501　FAX 072-244-3577	23床/384床 2003. 2. 1
医療法人 錦秀会 阪和第二泉北病院	〒599-8271 大阪府堺市深井北町3176番地 TEL 072-277-1401　FAX 072-278-5130	21床/969床 2002.11. 1
医療法人 盈進会 岸和田盈進会病院	〒596-0003 大阪府岸和田市中井町1-12-1 TEL 072-443-0081　FAX 072-444-9441	16床/157床 2002. 2. 1
国保中央病院	〒633-0302 奈良県磯城郡田原本町大字宮古404-1 TEL 0744-32-8800　FAX 0744-32-8811	20床/220床 2005. 7. 1
独立行政法人国立病院機構 南和歌山医療センター	〒646-8558 和歌山県田辺市たきない町27番1号 TEL 0739-26-7050　FAX 0739-24-2055	8床/316床 2005. 7. 1
医療法人 南労会 紀和病院	〒648-0085 和歌山県橋本市岸上18番地の1 TEL 073-633-5000　FAX 073-633-5100	16床/212床 2005. 8. 1
宗教法人 セブンスデイアドベンチスト教団 神戸アドベンチスト病院	〒651-1321 兵庫県神戸市北区有野台8-4-1 TEL 078-981-0161　FAX 078-981-7986	21床/116床 1993.10. 1
社団法人 全国社会保険協会連合会 社会保険神戸中央病院	〒651-1145 兵庫県神戸市北区惣山町2-1-1 TEL 078-594-2211　FAX 078-594-2244	22床/424床 1996. 7. 1
国家公務員等共済組合連合会 六甲病院	〒657-0022 兵庫県神戸市灘区土山町5-1 TEL 078-856-2065　FAX 078-856-2066	23床/178床 1994.12. 1
医療法人 神戸健康共和会 東神戸病院	〒658-0051 兵庫県神戸市東灘区住吉本町1-24-13 TEL 078-841-5731　FAX 078-841-5664	21床/166床 2000. 5. 1
市立芦屋病院	〒659-8502 兵庫県芦屋市朝日ヶ丘町39番1号 TEL 0797-31-2156　FAX 0797-22-8822	24床/199床 2012. 8. 1

医療法人 尼崎厚生会 立花病院	〒661-0025 兵庫県尼崎市立花町4丁目3番18号 TEL 06-6438-3761　FAX 06-6438-3294	10床/272床 2005. 9. 1
尼崎医療生活協同組合 尼崎医療生協病院	〒661-0033 兵庫県尼崎市南武庫之荘12-16-1 TEL 06-6436-1701　FAX 06-6437-9153	20床/199床 2007. 7. 1
医療法人協和会 協和マリナホスピタル	〒662-0934 兵庫県西宮市西宮浜4丁目15番1号 TEL 0798-32-1112　FAX 0798-32-1222	30床/80床 2011. 5. 1
宝塚市立病院	〒665-0827 兵庫県宝塚市小浜4-5-1 TEL 0797-87-1161　FAX 0797-87-5624	15床/446床 2010. 7. 1
医療法人 協和会 第二協立病院	〒666-0033 兵庫県川西市栄町5-28 TEL 072-758-1123　FAX 072-758-1124	22床/225床 2009. 4. 1
市立川西病院	〒666-0195 兵庫県川西市東畦野5-21-1 TEL 072-794-2321　FAX 072-794-6321	21床/250床 2013. 2. 1
公立八鹿病院	〒667-8555 兵庫県養父市八鹿町八鹿1878-1 TEL 079-662-5555　FAX 079-662-3134	20床/420床 2005.10. 1
社会医療法人財団聖フランシスコ会 総合病院 姫路聖マリア病院	〒670-0801 兵庫県姫路市仁豊野650 TEL 079-265-5111　FAX 079-265-5001	22床/360床 1996. 8. 1
兵庫県立 加古川医療センター	〒675-8555 兵庫県加古川市神野町神野203 TEL 079-497-7000　FAX 079-438-8800	25床/353床 2011. 5. 1
鳥取生協病院	〒680-0833 鳥取県鳥取市末広温泉町458番地 TEL 0857-24-7251　FAX 0857-26-2945	20床/260床 2008. 4. 1
医療法人 仁厚会 藤井政雄記念病院	〒682-0023 鳥取県倉吉市山根43-1 TEL 0858-26-2111　FAX 0858-26-2112	20床/120床 2003.11. 1
松江市立病院	〒690-8509 島根県松江市乃白町32番地1 TEL 0852-60-8000　FAX 0852-60-8005	22床/466床 2005. 9. 1
国立大学法人 島根大学医学部附属病院	〒693-8501 島根県出雲市塩冶町89-1 TEL 0853-23-2111　FAX 0853-20-2063	21床/616床 2011. 9. 1

独立行政法人 国立病院機構浜田医療センター	〒697-8511 島根県浜田市浅井町777-12 TEL 0855-25-0505　FAX 0855-28-7070	15床/365床 2010. 1. 1
社会福祉法人 恩賜財団 済生会 岡山済生会総合病院	〒700-8511 岡山県岡山市伊福町1-17-18 TEL 086-252-2211　FAX 086-255-2224	25床/553床 1998. 9. 1
岡山中央奉還町病院	〒700-0026 岡山県岡山市奉還町2-18-19 TEL 086-251-2222　FAX 086-251-3833	15床/81床 2000. 6. 1
総合病院　岡山協立病院	〒703-8511 岡山県岡山市中区赤坂本町8番10号 TEL 086-272-2121　FAX 086-271-0919	17床/318床 2011. 9. 1
医療法人 岡村一心堂病院	〒704-8117 岡山県岡山市東区西大寺南2丁目1番7号 TEL 086-942-9900　FAX 086-942-9929	19床/152床 2007. 6. 1
財団法人 淳風会 倉敷第一病院	〒710-0826 岡山県倉敷市老松町5丁目3-10 TEL 086-424-1000　FAX 086-421-4254	20床/191床 2008. 6. 1
福山市民病院	〒721-8511 広島県福山市蔵王町5丁目23-1 TEL 084-941-5151　FAX 084-941-5159	16床/400床 2006. 9. 1
医療法人 慈生会 前原病院	〒721-0966 広島県福山市手城町一丁目3-41 TEL 084-925-1086　FAX 084-923-4504	14床/59床 2012. 7. 1
公立みつぎ総合病院	〒722-0393 広島県尾道市御調町市124番地 TEL 0848-76-1111　FAX 0848-76-1112	6床/240床 2002. 5. 1
医療法人社団 曙会 シムラ病院	〒730-0841 広島県広島市中区舟入町3番13号 TEL 082-294-5151　FAX 082-294-5152	17床/116床 2004.10. 1
医療法人 和同会 広島パークヒル病院	〒733-0851 広島県広島市西区田方2丁目16番45号 TEL 082-274-1600　FAX 082-274-1322	18床/114床 2002. 5. 1
県立広島病院	〒734-8530 広島県広島市南区宇品神田1-5-54 TEL 082-254-1818　FAX 082-253-8274	20床/715床 2004.10. 1
広島市医師会運営 安芸市民病院	〒736-0088 広島県広島市安芸区畑賀2丁目14-1 TEL 082-827-0121　FAX 082-827-0561	20床/140床 2004. 6. 1

独立行政法人 国立病院機構 呉医療センター	〒737-0023 広島県呉市青山町3-1 TEL 0823-22-3111　FAX 0823-21-0478	19床/700床 2000. 4. 1
医療法人社団 清風会 廿日市記念病院	〒738-0060 広島県廿日市市陽光台5丁目12番地 TEL0829-20-2300　FAX 0829-20-2301	15床/135床 2002. 1. 1
総合病院 社会保険徳山中央病院	〒745-8522 山口県周南市孝田町1-1 TEL 0834-28-4411　FAX 0834-29-2579	25床/494床 2009. 3. 1
独立行政法人 国立病院機構 山口宇部医療センター	〒755-0241 山口県宇部市東岐波685番地 TEL 0836-58-2300　FAX 0836-58-5219	25床/435床 1998.11. 1
特定医療法人 社団 松涛会 安岡病院	〒759-6604 山口県下関市横野町3-16-35 TEL 083-258-3711　FAX 083-258-2590	25床/278床 1999. 5. 1
総合病院　山口赤十字病院	〒753-8519 山口県山口市八幡馬場53-1 TEL 083-923-0111　FAX 083-925-1474	25床/475床 2000. 1. 1
香川医療生活協同組合 高松平和病院	〒760-8530 香川県高松市栗林町1-4-1 TEL 087-833-8113　FAX 087-831-1254	21床/163床 2011. 8. 1
組合立　三豊総合病院	〒769-1695 香川県観音寺市豊浜町姫浜708番地 TEL 0875-52-3366　FAX 0875-52-4936	12床/519床 2000. 5. 1
医療法人 若葉会 近藤内科病院	〒770-8008 徳島県徳島市西新浜町1-6-25 TEL 088-663-0020　FAX 088-663-0399	32床/55床 2002. 5. 1
医療法人 仁生会 細木病院	〒780-8535 高知県高知市大膳町37番地 TEL 088-822-7211　FAX 088-825-0909	14床/320床 2003.10. 1
医療法人 三和会 国吉病院	〒780-0901 高知県高知市上町1丁目3-4 TEL 088-875-0231　FAX 088-875-0233	12床/106床 2011. 2. 1
医療法人 治久会 もみのき病院	〒780-0952 高知県高知市塚の原6-1 TEL 0888-40-2222　FAX 0888-40-1001	12床/60床 1999. 4. 1
医療法人 久会 図南病院	〒780-0806 高知県高知市知寄町1-5-15 TEL 088-882-3126　FAX 088-882-3128	12床/183床 2000. 7. 1

医療法人 防治会 いずみの病院	〒781-0010 高知県高知市薊野北町2丁目10番53号 TEL 088-826-5511　FAX 088-826-5510	12床/238床 2001.10. 1
医療法人 山口会 高知厚生病院	〒781-8121 高知県高知市葛島1-9-50 TEL 088-882-6205　FAX 088-883-1655	15床/76床 1995.12. 1
医療法人 五月会 須崎くろしお病院	〒785-8501 高知県須崎市緑町4番30号 TEL 0889-43-2121　FAX 0889-42-1582	10床/160床 2007.11. 1
医療法人 聖愛会 松山ベテル病院	〒790-0833 愛媛県松山市祝谷6-1229 TEL 089-925-5000　FAX 089-925-5599	38床/155床 2000. 4. 1
独立行政法人 国立病院機構院 四国がんセンター	〒791-0288 愛媛県松山市南梅本町甲160 TEL 089-999-1111　FAX 089-999-1100	25床/405床 2006. 9. 1
医療法人 愛寿会 西条愛寿会病院	〒793-0035 愛媛県西条市福武字蔵尾甲158番地1 TEL 0897-55-2300　FAX 0897-56-2760	15床/180床 2010. 9. 1
北九州市立医療センター	〒802-0077 福岡県北九州市小倉北区馬借2丁目1-1 TEL 093-541-1831　FAX 093-533-8693	20床/636床 2001. 6. 1
医療法人 聖亮会 聖ヨハネ病院	〒803-0846 福岡県北九州市小倉北区下到津3丁目5番8号 TEL 093-562-7777　FAX 093-562-7770	20床/20床 2001.10. 1
社会医療法人 製鉄記念八幡病院	〒805-8508 福岡県北九州市八幡東区春の町1丁目1番1号 TEL 093-671-9723　FAX 093-671-9605	16床/453床 2004. 1. 1
財団法人 厚生年金事業振興団 九州厚生年金病院	〒806-8501 福岡県北九州市八幡西区岸の浦1丁目8番1号 TEL 093-641-5111　FAX 093-642-1868	14床/575床 2005. 4. 1
医療法人 社団 広仁会 広瀬病院	〒810-0004 福岡県福岡市中央区渡辺通1丁目12番11号 TEL 092-731-2345　FAX 092-771-6517	13床/62床 2010.12. 1
医療法人 にゅうわ会 及川病院	〒810-0014 福岡県福岡市中央区平尾2丁目21番16号 TEL 092-522-5411　FAX 092-522-6244	15床/36床 2004.11. 1
医療法人 エイ・ジイ・アイ・エイチ 秋本病院	〒810-0023 福岡県福岡市中央区警固1丁目8番3号 TEL 092-771-6361　FAX 092-771-9984	16床/50床 2007. 7. 1

医療法人 喜悦会 那珂川病院	〒811-1345 福岡県福岡市南区向新町2丁目17-17 TEL 092-565-3531　FAX 092-566-6460	20床/162床 2006. 7. 1
社会医療法人 栄光会 栄光病院	〒811-2232 福岡県粕屋郡志免町別府西三丁目8番15号 TEL 092-935-0147　FAX 092-936-3370	71床/178床 1990. 9. 1
社会医療法人社団 至誠会 木村病院	〒812-0044 福岡県福岡市博多区千代2-13-19 TEL 092-641-1966　FAX 092-651-7210	14床/121床 1999.11. 2
医療法人 友愛会 友田病院	〒812-0894 福岡県福岡市博多区諸岡4丁目28番24号 TEL 092-591-8088　FAX 092-591-8090	16床/72床 2012.12. 1
社団法人 福岡医療団 たたらリハビリテーション病院	〒813-0031 福岡県福岡市東区八田1丁目4-66 TEL 092-691-5508　FAX 092-691-5634	21床/213床 2004.10.27
医療法人 原土井病院	〒813-8588 福岡県福岡市東区青葉6丁目40-8 TEL 092-691-3881　FAX 092-691-1059	30床/556床 2001. 4. 1
医療法人社団 江頭会 さくら病院	〒814-0142 福岡県福岡市城南区片江4-16-15 TEL 092-864-1212　FAX 092-865-4570	14床/152床 1999. 6. 1
医療法人 恵光会 原病院	〒815-0042 福岡県福岡市南区若久2-6-1 TEL 092-551-2431　FAX 092-561-0589	16床/220床 2005. 1. 1
医療法人 西福岡病院	〒819-8555 福岡県福岡市西区生の松原3丁目18番8号 TEL 092-881-1331　FAX 092-881-1333	15床/248床 2007. 7. 1
医療法人財団 華林会 村上華林堂病院	〒819-8585 福岡県福岡市西区戸切2丁目14-45 TEL 092-811-3331　FAX 092-812-2161	20床/160床 2004. 6. 1
医療法人 誠心会 井上病院	〒819-1104 福岡県糸島市波多江699-1 TEL 092-322-3681　FAX 092-322-5980	18床/73床 2011. 4. 1
糸島医師会病院	〒819-1112 福岡県糸島市浦志532番地の1 TEL 092-322-3631　FAX 092-322-1206	14床/150床 2008. 8. 1
社会福祉法人 恩賜財団済生会支部 福岡県済生会飯塚嘉穂病院	〒820-0076 福岡県飯塚市太郎丸265 TEL 0948-22-3740　FAX 0948-29-1987	20床/199床 2012. 4. 1

久留米大学病院	〒830-0011 福岡県久留米市旭町67 TEL 0942-31-7759　FAX 0942-31-7759	16床/1098床 1998.10. 1
医療法人 雪の聖母会 聖マリア病院	〒830-0047 福岡県久留米市津福本町422 TEL 0942-35-3322　FAX 0942-34-3115	16床/1354床 1997. 9. 1
公立八女総合病院企業団 みどりの杜病院	〒834-0051 福岡県八女市立野362番地1 TEL 0943-23-0002　FAX 0943-23-0012	30床/30床 2012. 1. 1
医療法人 完光会 今野病院	〒836-0874 福岡県大牟田市末広町5番地2 TEL 0944-52-5580　FAX 0944-52-5515	20床/67床 2007. 1. 1
医療法人社団 シマダ 嶋田病院	〒838-0141 福岡県小郡市小郡217-1 TEL 0942-72-2236　FAX 0942-73-3313	14床/150床 2008. 9. 1
社会医療法人 天神会 古賀病院21	〒839-0801 福岡県久留米市宮ノ陣3-3-8 TEL 0942-38-3333　FAX 0942-38-2946	8床/200床 2012. 6. 1
地方独立行政法人 佐賀県医療センター好生館	〒840-8571 佐賀県佐賀市水ヶ江1-12-9 TEL 0952-24-2171　FAX 0952-29-9390	15床/541床 1998. 3. 1
医療法人 松籟会 河畔病院	〒847-0021 佐賀県唐津市松南町2-55 TEL 0955-77-2611　FAX 0955-77-2722	18床/187床 2002. 4. 1
医療法人 光仁会 西田病院	〒849-4251 佐賀県伊万里市山代町楠久890-2 TEL 0955-28-1111　FAX 0955-28-2818	20床/118床 2011. 5. 1
医療法人 医新会 出島病院	〒850-0862 長崎県長崎市出島町12-23 TEL 095-822-2323　FAX 095-822-8855	20床/41床 1995.11. 1
宗教法人 聖フランシスコ病院	〒852-8125 長崎県長崎市小峰町9-20 TEL 095-846-1888　FAX 095-845-7600	22床/220床 1998. 8. 1
特定・特別医療法人 雄博会 千住病院	〒857-0026 長崎県佐世保市宮地町5番5号 TEL 0956-24-1010　FAX 0956-24-8590	20床/266床 2008. 4. 1
山鹿市民医療センター	〒861-0593 熊本県山鹿市山鹿511番地 TEL 0968-44-2185　FAX 0968-44-2420	13床/201床 2012. 5. 1

社会福祉法人 聖嬰会 イエズスの聖心病院	〒860-0079 熊本県熊本市上熊本2-11-24 TEL 096-352-7181　FAX 096-352-7184	22床/87床 1994.11. 1
社団法人 熊本市医師会 熊本地域医療センター	〒860-0811 熊本県熊本市本荘5丁目16-10 TEL 096-363-3311　FAX 096-362-0222	16床/227床 2001. 7. 1
特定医療法人 萬生会 合志第一病院	〒861-1104 熊本県合志市御代志812-2 TEL 096-242-2745　FAX 096-242-3861	18床/132床 2012. 9. 1
医療法人 博光会 御幸病院	〒861-4172 熊本県熊本市御幸笛田6丁目7-40 TEL 096-378-1166　FAX 096-378-1762	20床/186床 2003. 6. 1
医療法人 桜十字 桜十字病院	〒861-4173 熊本県熊本市御幸木部1丁目1番1号 TEL 096-378-1111　FAX 096-378-1119	21床/641床 2010. 1. 1
医療法人 朝日野会 朝日野総合病院	〒861-8072 熊本県熊本市北区室園町12番10号 TEL 096-344-3000　FAX 096-343-7570	21床/378床 2012. 4. 1
医療法人社団 大浦会 メディカルケアセンターファイン	〒862-0922 熊本県熊本市三郎1丁目12番25号 TEL 096-383-5555　FAX 096-383-5540	21床/63床 2007.11. 1
医療法人 鶴友会 鶴田病院	〒862-0925 熊本県熊本市保田窪本町10番112 TEL 096-382-0500　FAX 096-382-0592	20床/105床 2012.10. 1
社団法人 全国社会保険協会連合会 健康保険人吉総合病院	〒868-8555 熊本県人吉市老神町35番地 TEL 0966-22-2191　FAX 0966-24-2116	11床/274床 2003. 9. 1
医療法人社団 坂梨会 阿蘇温泉病院	〒869-2301 熊本県阿蘇市内牧1153-1 TEL 0967-32-0881　FAX 0967-32-4462	15床/260床 2008. 9. 1
医療法人 明和会 大分ゆふみ病院	〒870-0879 大分県大分市金谷迫313-1 TEL 097-548-7272　FAX 097-548-7273	24床/24床 2001. 1. 1
大分市医師会立 アルメイダ病院	〒870-1195 大分県大分市大字宮崎1509-2 TEL 097-569-3121　FAX 097-568-0743	21床/406床 2012. 5. 1
医療法人 小寺会 佐伯中央病院	〒876-0851 大分県佐伯市常盤東町6番30号 TEL 0972-22-8846　FAX 0972-22-8844	14床/149床 2007. 7. 1

医療法人 倫生会 三州病院	〒885-0037 宮崎県都城市花繰町3街区14号 TEL 0986-22-0230　FAX 0986-22-0309	27床/67床 2000. 5. 1
社団法人 宮崎市郡医師会病院	〒880-0834 宮崎県宮崎市新別府町船戸738-1 TEL 0985-24-9119　FAX 0985-23-2210	12床/248床 2002. 3. 1
医療法人 久康会 平田東九州病院	〒889-0513 宮崎県延岡市伊形町4791番地 TEL 0982-37-0050　FAX 0982-37-9158	21床/125床 2007. 7. 1
医療法人 天陽会 中央病院	〒892-0822 鹿児島県鹿児島市泉町6番7号 TEL 099-226-8181　FAX 099-224-2752	18床/219床 2011. 1. 1
特別医療法人 博愛会 相良病院	〒892-0833 鹿児島県鹿児島市松原町3-31 TEL 099-224-1800　FAX 099-225-8253	24床/80床 1997. 6. 1
社会医療法人 聖医会 サザン・リージョン病院	〒898-0011 鹿児島県枕崎市緑町220 TEL 0993-72-1351　FAX 0993-72-2128	11床/131床 2003. 6. 1
社団法人 出水郡医師会立 阿久根市民病院	〒899-1611 鹿児島県阿久根市赤瀬川4313 TEL 0996-73-1331　FAX 0996-73-3708	10床/222床 2008.10. 1
独立行政法人 国立病院機構 南九州病院	〒899-5293 鹿児島姶良郡加治木町木田1882 TEL 0995-62-2121　FAX 0995-63-1807	25床/475床 2006. 4. 1
医療法人 友愛会 南部病院	〒901-0362 沖縄県糸満市字真栄里870番地 TEL 098-994-0501　FAX 098-994-0506	21床/198床 2012. 9. 1
独立行政法人 国立病院機構 沖縄病院	〒901-2214 沖縄県宜野湾市我如古3丁目20番14号 TEL 098-898-2121　FAX 098-897-9838	20床/320床 2006. 6. 1
宗教法人 セブンスデーアドベンチスト教団 アドベンチスト・ メディカルセンター	〒903-0201 沖縄県中頭郡西原町字幸地868番 TEL 098-946-2833　FAX 098-946-7137	12床/48床 2003. 1. 1
特定医療法人 葦の会 オリブ山病院	〒903-0804 沖縄県那覇市首里石嶺町4-356 TEL 098-886-2311　FAX 098-886-6588	21床/343床 1995. 6. 1
合計　254施設 5123床（2013年7月1日現在）		

参考文献

・『月刊がん もっといい日』日本医療情報出版
・『月刊がんに克つ』ぴいぷる社
・『月刊がんを治す完全ガイド』帯津良一監修／イースト・プレス
・『月刊がん情報ネットワーク』NPO法人日本がん患者協会
・『月刊統合医療でがんに克つ』日本腫瘍学会編集／クリピュア
・『月刊がん治療最前線』八峰出版
・『全がん治療ガイド』帯津良一監修／『がんを治す完全ガイド』編集部編／イースト・プレス
・『患者さんと家族のためのがんの最新医療』垣添忠生著／岩波書店
・『症状でわかる医学百科』川久保亮・牛山允監修／主婦と生活社
・『がんの早期発見と治療の手引き』小川一誠・田口鐵男監修／小学館
・『子宮がん・卵巣がんは手術で治す―術後534人の暮らし方』宇津木久仁子著／講談社
・『子宮がん・卵巣がんとともに生きる―16人の女性と家族のストーリー』宇津木久仁子著／保健同人社
・『あなたのためのがん用語事典』日本医学ジャーナリスト協会編著／国立がんセンター監修／文藝春秋
・『コンセンサス癌治療』へるす出版
・『乳がん全書』福田護編著／法研
・『乳がんカウンセリング』福富隆志著／南江堂
・『肺がんカウンセリング』淺村尚生著／南江堂
・『大腸がんカウンセリング』藤田伸著／南江堂
・『ザ・前立腺』上田公介著／金原出版
・『よくわかる婦人科のすべて』芝パーク出版
・『乳癌診療ガイドライン（薬物療法）2007年版』日本乳癌学会編／金原出版
・『がんに効くクスリ（『Newton』増刊号）』ニュートンプレス
・『月刊ナーシング（特集:がん化学療法の最新レジメンと看護の専門性）』学習研究社
・『別冊暮しの手帖 がん安心読本』暮しの手帖社
・『家族がガンになったときすぐに知りたいQ&A』小島操子・杉町圭蔵・守田美奈子著／学習研究社
・『ガン医療のスキマ30の可能性―大病院はなぜか教えてくれない』伊丹仁朗著／三五館
・『がんを癒す家族』ステファニー・M・サイモントン、ロバート・L・シュック著／菅原はるみ・降矢英成・薮万美子・田中彰・本宮ひとみ訳／創元社
・『いい医者・いい病院の見分け方』南淵明宏著／二見書房
・『手術数でわかるいい病院全国＆地方別ランキング2007（『週刊朝日』臨時増刊）』朝日新聞社
・『がん患者大集合〈全国〉患者・家族のメッセージ』がん患者団体支援機構編／三省堂

監修者プロフィール

宇津木久仁子（うつぎ　くにこ）

1959年山形県に生まれる。公益財団法人がん研究会有明病院婦人科副部長。医学博士。山形大学医学部卒業後，同大学医学部付属病院に勤務。米国ベイラー医科大学留学を経て，1994年より癌研究会付属病院（現がん研究会有明病院）に勤務。日本産科婦人科学会専門医，がん治療認定医，婦人科腫瘍専門医，細胞診専門医，Vodder 式MLD/CDT認定セラピスト，日本婦人科腫瘍学会評議員，日本臨床細胞学会評議員。抗がん剤を含めたがん治療中の患者のケアをする「帽子クラブ」を主宰。リンパ浮腫の予防や治療に関する治療室を病院内に開設。

著書に『子宮がん・卵巣がんの治療法と術後の暮らし方』（イカロス出版），『子宮がん・卵巣がんとともに生きる―16人の女性と家族のストーリー』（保険同人社），『子宮がん・卵巣がんは手術で治す―術後534人の暮らし方』（講談社）がある。

著者プロフィール

逸見晴恵（いつみ　はるえ）

1949年東京都生まれ。70年，フジテレビのアナウンサーだった逸見政孝氏と結婚。家庭に入り，夫の仕事を陰で支え続ける。93年に夫をがんで亡くした後，がんという病気の真実や末期医療のあり方に関する講演や執筆を行う一方，患者と医師との海外ツアー「いっつ癒しの旅」を企画・実行（6回）するなど，幅広い活動を続けている。

現在，株式会社オフィスいつみ代表取締役社長。NPO法人がん患者団体支援機構監事。

著書に，『がん再発す』（廣済堂出版），『23年目の別れ道』『息子への遺書』『私ががんを恐れなくなった理由』（以上，扶桑社），『黙っているのもうやめた』（日本医療情報出版）などがある。また，『月刊がん もっといい日』誌上で4年間，インタビュアーを務める。

2010年10月，骨髄異形成症候群により併発した肺胞蛋白症により永眠。

基佐江里（もとい　さえさと）

1946年旧満州（現中国東北部）で生まれ，鹿児島県与論島で育つ。中学を卒業後，集団就職で上京。定時制高校を経て日本大学哲学科に学び，同大大学院文学研究科哲学専攻修士課程修了。転職を重ねたのち編集者生活を経てフリーに。『月刊がん もっといい日』編集長を経て，がん医療情報誌5誌を創刊。株式会社蕗書房代表取締役。『ライフライン21　がんの先進医療』編集・発行人。

著書に，台湾元日本兵の補償問題をテーマにした『聞け血涙の叫び！　旧台湾出身日本兵秘録』，『21世紀に向かっての政治家』，『一銭を尊んで財を成す』，『日本格闘家列伝―栄光への軌跡』，『大山倍達　炎のカラテ人生』，『大山倍達の真実』ほか。近著は『大山倍達外伝』（クリピュア）。

家族のがんに直面したら読む本

2008年　9月30日　初版第1刷発行
2013年 10月10日　第4版第1刷発行

著　者　逸見晴恵・基佐江里
監修者　宇津木久仁子
発行者　池澤徹也
発行所　株式会社　実務教育出版
東京都新宿区新宿1-1-12 〒163-8671
☎(03) 3355-1951(販売)
(03) 3355-1812(編集)
振替：00160-0-78270
DTP　株式会社エスアンドピー
印刷　株式会社　文化カラー印刷
製本　ブックアート

ISBN978-4-7889-0766-9 C2047

40代からの生活サポート読本　A5判並製・2色刷/本体価格1,500円

親の入院・介護に直面したら読む本[新訂版]

長岡美代 著

親が病気で倒れたとき、介護が必要になったとき、どう手を差し伸べたらよいのか。医療保険や介護保険の最新情報をふまえ、心得ておきたい対応のポイントを具体的に解説。[ISBN978-4-7889-0774-4]

親の認知症が心配になったら読む本[新訂版]

市来嵜潔 監修　小川陽子 著

親のもの忘れ。それは認知症の始まりかもしれない。発症のキャッチ方法や病院での診察の受け方、認知症と診断された後の接し方、介護保険サービスの利用法など、家族の立場に立って平易に解説。[ISBN978-4-7889-0813-0]

わが家の相続を円満にまとめる本[新訂版]

小堀球美子 著

いつまでにどんな手続きをすればよいのか、故人の遺産をどう把握したらよいのか、遺産分割の話し合いをどう進めたらよいのかについて、当事者の視点で具体的にアドバイス。[ISBN978-4-7889-0803-1]

シングルライフの老い支度

箕輪和秀・金子祐子・長岡美代 著

防犯、急病への対処、保証人問題、終の住処の選択、葬式やお墓の問題等々、考えておきたいこと、準備しておきたいことを網羅したひとり暮らしのセーフティネット読本。[ISBN978-4-7889-0764-5]

50代・家計見直し術

豊田眞弓 編著

“老後への備え”への危機意識が高まる50代に向け、子ども（教育費・生活費）、親（介護・医療費）、住宅、保険等、さまざまな観点から家計見直しのポイントをアドバイス。[ISBN978-4-7889-0795-9]

60代からの住み替えを考える本

長岡美代 著

シニア世代の具体的な住み替え先の選択肢を提示し、安心して老後の生活を送れる物件探しのポイントや、スムーズに住み替えを行うコツなどを懇切丁寧に解説。[ISBN978-4-7889-0756-0]

60歳から少しだけ社会貢献を始める本

佐藤葉・清水まさみ 著

中高年の方々のさまざまな社会参加、ボランティア活動を紹介しながら、定年後の生きがいづくりのヒント、新たな一歩を踏み出すためのアドバイスや情報を具体的に提示。[ISBN978-4-7889-0770-6]